댄스스포츠 용어사전

댄스스포츠 용어사전

DanceSport Terminology

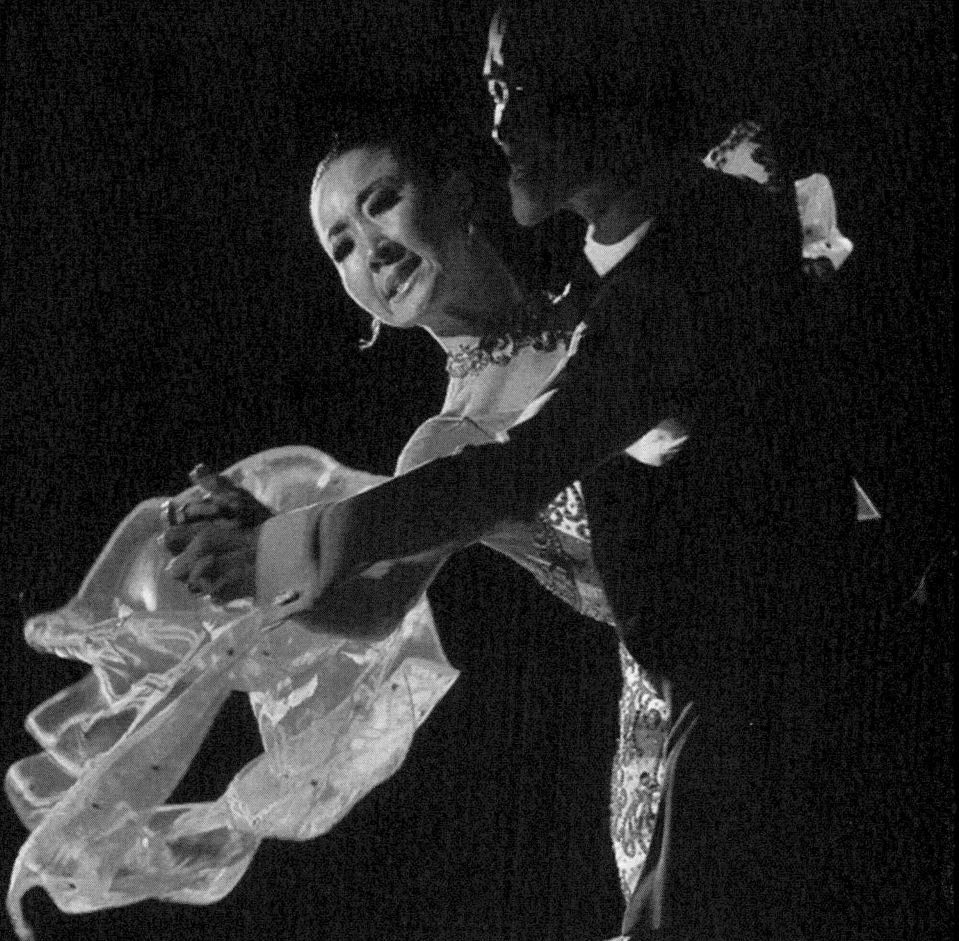

댄스스포츠 용어사전

저자 **김두련**

DanceSport Terminology

머리말

여러분 중에는 댄스스포츠를 잘하기 위하여 평소에 레슨을 받거나 프로선수의 비디오를 보고 연구하거나, 또는 자신의 교수법을 연마하기 위하여 여러 가지 노력을 하고 있으리라 본다. 그러나 전문적인 댄스용어와 약어를 사용하고 있기 때문에 바르게 읽고 알기 위해서는 많은 시간이 걸리리라 본다.

댄스스포츠의 10가지 종목은 춤의 시작과 전파된 경로는 다르지만 종목별로 집대성하여 체계화 시킨 곳이 바로 영국이다. 발레를 탄생시키고 발전시킨 것이 프랑스이기에 발레의 움직임의 용어들이 불어로 되어 있는 것과 같이 댄스스포츠는 영국에서 발전 시켰기 때문에 모든 용어들은 영어로 되어 있다. 그러나 전문적인 댄스용어와 약어를 사용하고 있기 때문에 바르게 읽고 알기 위해서는 많은 시간이 걸리리라 본다.

댄스스포츠를 배울 때나 가르칠 때 전문용어를 모르고는 많은 어려움을 겪게 된다. 이런 의미에서 지도자의 교수법이 중요하며 지도자가 몇 번씩 전문용어를 설명해 주면서 점점 의미를 이해할 수 있게 해주는 것이 좋은 방법이라 생각된다.

지도자로서의 자격증을 취득할 때 그 자격의 종류에 따라 사용되는 전문용어를 잘 이해하여 나아갈 때 댄스스포츠를 보다 아름답게 출 수 있으리라 본다.

이 책은 모두 5장으로 나누어져 있으며, 제1장은 기술적인 면에서 스탠다드, 라틴 아메리칸 댄스의 중요한 용어를 해설하였으며, 제2장에서는 댄스스포츠의 기술을 익히는 데 필요한 포인트를 설명하였다. 제3장에는 댄스스포츠를 이해하고 수행하는 데 필요한 발의 위치, 방향, 회전량, 몸의 상하운동, 음악에 관한 용어 등을 해설하였다. 제4장과 5장에는 용어의 약어 해설과 함께 스탠다드 댄스와 라틴 아메리칸 댄스의 실제 사진을 실었다.

댄스용어의 대부분이 영어로 되어 있기에 이것을 한국어로 표기하는 데 많은 어려움이 있었으며, 이태리어, 프랑스어, 스페인어도 있기에 이것을 검토하여 통일시키기에는 현실적으로 많은 시간이 걸리리라 본다.

이 책을 편집하는 데 있어 국내외 자료를 수집하고, 기술적인 면은 전문지 등을 참고하면서, 전문인과의 대화를 통하여 많은 노력을 하였지만 아직 불충분한 설명, 부정확한 표현 등이 많이 있으리라 본다.

용어의 의미를 아는 것이 댄스기술을 향상시키는 데 도움이 된다는 의미에서 댄스스포츠 지도자뿐 아니라 예비지도자 또는 스스로의 실력향상을 위하여 구체적인 훈련방법을 익히고자 하는 분들께 조금이나마 도움이 되었으면 하는 바람이다.

앞으로 더욱 보완하여 본서가 댄스스포츠 사전을 만드는 기본이 될 수 있도록 노력할 것을 약속드리며 이 용어 사전이 나오기까지 함께 애써주신 대한 댄스전문인 그리고 댄스스포츠를 사랑하는 모든 분들께 이 책을 통해 감사의 마음을 전한다.

2011년 11월

김 두 련

용어사전을 읽는 Tip

이 용어사전은 댄스스포츠의 기술적인 면을 읽고 이해하기 위하여 용어를 해석한 것으로 모두 5장으로 나누어져 있다.

이 책의 전문용어는 외래어 표기법을 원칙으로 하였으나, 댄스스포츠에서 이미 널리 사용되고 있는 용어는 그대로 반영하였다.

제1장은 스탠다드, 라틴아메리칸 댄스의 중요한 용어를 정리하여 해설하였다.
이 책을 읽는 데 좀 더 이해를 돕기 위하여 용어의 맨 앞에 있는 ◆스는 스탠다드 용어, ◆라는 라틴아메리칸 댄스의 용어를 표시한 것이며, ◆는 공통의 용어이다.

제2장은 댄스스포츠의 기술을 익히는 데 필요한 포인트를 설명하였다.
LOD와 새로운 LOD, 풋 워크의 기본, 표기의 의미, 방향과 정렬의 차이, 피겨, 아말가메이션, 루틴 등이다. 또한 댄스스포츠의 보다 깊은 이해를 돕기 위하여 10가지의 Tip을 넣어 쉽게 설명하였다.

제3장은 댄스스포츠를 이해하고 수행하는 데 필요한 발의 위치 방향, 회전량, 몸의 상하운동, 음악에 관한 용어 등이다.

제4장은 댄스스포츠 약어 해설로 알파벳순으로 정리하였으며, 두 가지 약어가 있을 때는 예를 들어, Q ……… Quick / Quickstep 빠르게 / 퀵스텝 등으로 구별하였다.
종류별 약어에서는 발 부위, 발 위치의 약어별로 구분하였으며, 그 외 방향에 관한 것, 댄스스포츠의 종목, 자격증에 관한 약어 등을 다루었다.

제5장은 용어해설에 참고가 되는 스탠다드와 라틴아메리칸댄스의 사진을 실었으며, 이 사진으로 용어의 의미를 보다 잘 이해할 수 있기를 바라는 마음이다.

차례

01장 댄스스포츠 용어 해설 ······ 13

ㄱ ······ 13
ㄴ ······ 14
ㄷ ······ 19
ㄹ ······ 23
ㅁ ······ 35
ㅂ ······ 43
ㅅ ······ 54
ㅇ ······ 72
ㅈ ······ 93
ㅊ ······ 96
ㅋ ······ 100
ㅌ ······ 111
ㅍ ······ 121
ㅎ ······ 136

02장 댄스스포츠의 기술을 위한 포인트 ······ 143

1.「 LOD」와 「새로운 LOD」 ◆ 143
2. 풋 워크(foot work)의 기본 ◆ 143
3.「to」「with」「and」「from」 표기의 의미 ◆ 144

4. 방향(Direction)과 정렬(Alignment)의 차이 ◆ 144
5. 피겨, 아말가메이션과 루틴 ◆ 146
6. 댄스스포츠를 위한 10가지 Tip ◆ 147

03장 발의 위치, 방향, 회전량, 풋 워크, 라이즈와 폴, 음악에 관한 용어 ··· 151
1. 발의 위치(Position of the foot)에 관한 용어 ◆ 151
2. 방향(Alignment)에 관한 용어 ◆ 154
3. 회전량(Amount of Turn) ◆ 156
4. 풋워크(Foot work) ◆ 158
5. 라이즈와 폴(Rise & Fall) ◆ 160
6. 음악에 관한 용어 ◆ 161

04장 댄스스포츠 용어 약어 ··· 165

05장 스탠다드, 라틴 댄스의 실제 사진 ··· 173
1. 스탠다드 ◆ 173
2. 라틴 ◆ 182

참고문헌 ··· 192

찾아보기 한글용어 ··· 194
영어용어 ··· 203

01장

댄스스포츠 용어해설

ㄱ

㉣ 그랜드서클 (Grand Circle)

파소도블레의 피겨 명칭.

소를 유인하는 망토처럼 여자가 우아하고 매력적인 걸음으로 원을 그리며 남자 주위를 도는 스텝.

남자의 오른쪽과 여자의 왼쪽이 거의 맞닿고 반대쪽은 벌어진 V자 모양에서 시작한다.

◆ 가보트 (Gavot)

프랑스의 무곡.

4박자의 빠르고 활발한 춤곡.

◆ 갤로프 (Gallop)

헝가리에서 시작한 무곡.

2박자, 4박자의 빠른 템포로 19세기 초에 유행하였다.

ㄴ

◆ 내추럴 (Natural)

오른쪽으로 회전하는 것.

발 모양의 구성은 달라도 우회전에서 시작되는 피겨에는 일반적으로 「내추럴」이라는 이름이 붙어 있다.

Reverse의 상대어

㊉ 내추럴 스핀 턴 (Natural Spin Turn)

왈츠, 퀵스텝의 베이식 피겨.

㊄ 내추럴 오프닝 아웃 무브먼트 (Natural Opening Out Movement)

룸바, 차차차의 피겨 중 하나.

㊉ 내추럴 폴로웨이 (Natural Fallaway)

왈츠의 포퓰러 베리에이션.

텔레마크 등을 추면서 남녀가 프롬나드 PP의 전진으로부터 오른쪽으로 회전해서 폴로웨이에 후진한다.

◆ 내추럴 피겨 (Natural Figure)

오른쪽으로 회전하는 피겨.

내추럴 계 피겨라고도 한다.

◈ 내추럴 피벗 턴 (Natural Pivot Turn)

퀵스텝의 베이식 피겨.

오른쪽으로 회전하는 피겨.

◈ 내추럴 탑 (Natural Top)

룸바, 차차차의 피겨 명칭.

마주보는 자세에서 시작하며 두 사람이 남자의 오른쪽으로 팽이처럼 도는 동작.

끝날 때는 남자가 두 발을 모으고 여자는 왼발을 옆으로 벌린다.

◈ 내추럴 트위스트 턴 (Natural twist Turn)

탱고, 폭스트롯의 피겨 명칭.

남자가 오른발을 왼발 뒤에 교차하고, 오른쪽으로 회전하면서 그 교차를 푸는 때에 여자가 그 둘레를 걷는 회전.

왈츠의 레프트 휘스크의 속행 등이 있다.

◈ 내추럴 헤어 핀 (Natural Hair pin)

퀵스텝의 포플러 베리에이션.

◈ 내추럴 호버 텔레마크 (Natural Hover Telemark)

폭스트롯의 네임 베리에이션.

㉻ 네임드 베리에이션 (Named Variation)

'볼룸댄스 테크닉' 에서는 베이식 피겨.

스탠다드 피겨의 상위에 올라 있는 피겨를 말한다.

㉰ 넥 렙 (Neck Wrap)

차차차 동작 중 하나.

목을 감싸는 듯한 동작을 말한다.

㉰ 노멀 바운스 액션 (Normal Bounce Action)

삼바의 대표적인 바운스 액션.

전반부 1/2박자에 무릎을 조금 굽히고 후반부 1/2박자에 무릎을 조금 피는 것을 말한다.

㉻ 노 풋 라이즈 (No Foot Rise)

몸과 다리만으로 하는 라이즈.

주로 후진으로 스텝할 때 내측회전이다. 파트너를 바깥쪽으로 두고 안쪽에서 도는 회전에서 발의 뒤꿈치를 올리지 않고 몸만 약간 올리는 움직임. 줄여서 NFR이라고 한다.

㉰ 노멀 홀드 (Normal Hold)

두발을 벌리고 약 15cm 정도의 거리를 두고 파트너와 마주보고 선다. 남자의 오른손은 여자의 왼쪽 견갑골에 놓고 여자의 왼팔은 어깨에 닿는 남자 팔의 커브를 따라서 남자의 오른팔에 가볍게 올려놓는다. 남자의 왼손은 눈높이까지 자연스런 커브를 그리며 들어 올린다.

여자의 오른손은 남자의 왼손에 놓이는데 이때 남자의 엄지와 검지 사이에 여자의 손을 넣으며 양손을 가볍게 서로 감싼다.

◆ 노비스 (Nonice)

신인. 초심자. 미경험자의 의미.

◆ 논 시퀀스 댄스 (Non Squence Dance)

볼룸댄스와 같이 피겨와 피겨와의 연결이 자유롭게 되어 있고, 연결순서가 불변하지 않는 댄스를 말한다.

◆ 뉴 엘오디 (New L.O.D)

춤을 추다가 모퉁이 혹은 방해물이 있을 때 만들어지는 새로운 춤의 방향선

◆ 뉴욕 (New York)

룸바, 차차차의 피겨 명칭.

뉴욕의 상징인 '자유의 여신상' 처럼 손을 위로 들어 올리기 때문에 붙여진 이름이다.

손을 위로 들어 올리기 때문에 가슴을 활짝 젖히며, 여자가 남자의 왼쪽에 서서하는 동작과 여자가 남자의 오른쪽에 서서하는 동작이 있다.

㉣ 니 드롭 (Knee Drop)

파소도블레의 피겨.

마루에 무릎을 닿게 하는 동작을 말한다.

ㄷ

◆ 다운 (Down)

무릎을 부드럽게 하여, 보통의 상태보다도 좀 더 낮게 하는 것. 콘트라 체크나 퀵스텝의 팁시 등에서 사용되는 이외에 로워한 높이를 2보 또는 2보 이상 반복하는 경우에도 사용된다.

주 LOD에 따라서 이동을 나타내는 경우
다운 LOD라고 하는 사용법을 쓰는 일도 있다.

◆ 다운 비트 (Down Beat)

각 비트의 시작을 알리거나, 각 마디 또는 박자에서 센박을 가리키는 말.

◆ 다이아고널 (Diagonal)

'사선의', '대각선의' 라는 의미.

◆ 단존 (Danzon)

차차차의 전신으로 19세기 말 쿠바에서 발생한 댄스 뮤직. 스페인 무곡에 아프리카 리듬이 더해진 것.

◆ 댄스뮤직 (Dance Music)

흔히 댄스스포츠에 사용되는 음악을 말하며, 일반적으로 춤을 추기 위한 모든 음악을 말한다.

◆ 더블 사이드 스텝 (Double Side Step)

남자의 왼손과 여자의 오른손을 잡은 상태에서 사이드 스텝을 계속해서 연결하는 것.

◆ 더블 홀드 (Double Hold)

오픈포지션의 하나.

남자의 왼손과 여자의 오른손, 남자의 오른손과 여자의 왼손을 잡고 있는 홀드.

◆ 데몬 스트레이션 (Demon stration)

연기하는 것.

파티 등에서 성장을 하고 연기하는 것이나, 강습회 등에서 있는 기술의 시범 등을 말한다.

◆ 드래그 (Drag)

파소 도블레 피겨의 명칭.

끌어당기는 동작이나 발을 끄는 동작이다.

◆ 드롭 (Drop)

여자의 체중이 남자에게 지지되는 상태.

이때 여자의 몸은 어느 한 곳이 플로어에 닿아 있게 된다.

◆ 드롭 킥 (Drop Kick)

여자는 왼발로 선 채 오른발을 높이 올린다.
남자는 왼발에 체중을 두면서 여자를 받쳐 준다.
왼발을 높이 올리는 드롭킥도 있다.

◆ 디렉션 (Direction)

움직이는 방향.
탱고의 전진이나 후진에서는, 몸이 향하고 있는 방향과 움직이는 방향이 다르다.
이 경우, 몸이 움직여 가는 방향을 설명하는 것이 디렉션이다.
예외로 록 턴의 여자 제2보와 폴어웨이 프롬나드의 여자 제3보가 있다.

◆ 디벨로프 (Develop)

'발전된', '전개된' 의 의미.
여자는 한발로 선채 다른 발을 위로 높이 들면서 몸을 뒤로 젖힌다.

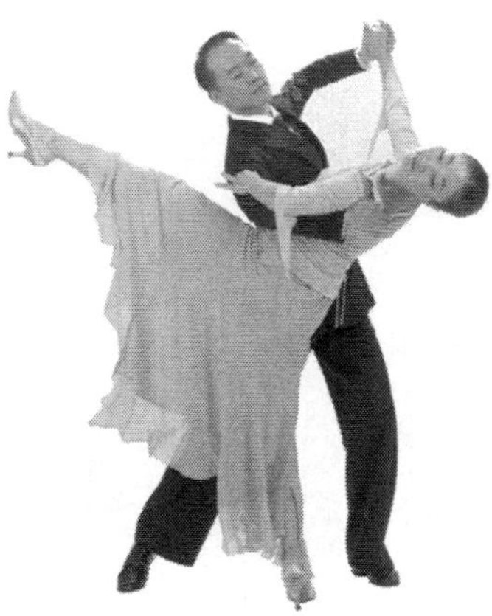

㉣ 디플라스망 (Deplacement)

파소도블레에서 사용되는 명칭.
위치를 바꾸는 것. 돌진하는 느낌.

㉣ 디플레이드 워크 (Deplayed Walk)

통상적으로 룸바. 차차차에서 사용되는 명칭.
정상적인 워크보다 체중이동을 느리게 하는 것.
플레즈워크나 익스탠드 포워드 워크와 같이 평상적인 워크와는 다름. 몸과 발의 속도를 변화해서 표현을 높이는 데 사용된다.

㉦ 드롭 오버스웨이 (Drop Oversway)

정지 상태에서 급격히 낙하하듯이 추는 오버스웨이. '볼룸댄스 테크닉' 에서는 다음과 같이 설명하고 있다.
"이 오버 스웨이를 고도로 추는 방법은, 제1~3보를 추고, 그 포지션을 유지하여 정지하고, 몸은 약간 왼쪽으로 기울이고, 여자는 머리를 오른쪽으로 향하여 오른쪽으로, 카운트는 'Q,Q,S' . 두 발은 그 자리에 유지하여 왼쪽 무릎을 구부리고, 동시에 오른쪽 어깨를 내리고, 머리를 조금 오른쪽으로. 여자는 왼쪽으로, 카운트 'S' "

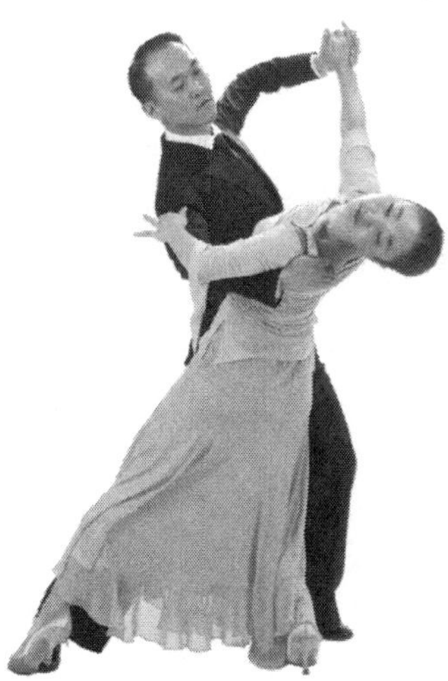

ㄹ

◆ 라이센시에이트 (Licentiate)

댄스 교사 자격으로, 멤버 다음으로 주어지는 등급.

◆ 라이즈 앤드 폴 (Rise and Fall)

라이즈(RIse)는 신체를 윗 방향으로 끌어 올려 발끝으로 서는 것이고, 폴(Fall)은 신체를 순서대로 낮게 낮추는 것이며 로워(Lower)라고 한다. 이 로워의 가장 낮은 상태를 다운이라고 한다.

발과 다리와 몸통을 통해서 행하여지는 신체의 상승과 하강, 즉 춤을 출 때에 상체가 올라가고 내려가는 동작을 말한다.

올라가고 내려감에 따라서 동작의 연결이 부드럽게 되도록 하여 우아함이 더욱 돋보인다.

◆ 라이트 사이드 포지션 (Right Side Position)

남녀가 같은 방향을 바라보는 것.

남자의 오른쪽에 여자가 위치한다.

◆ 라인 오브 댄스 (Line of Dance)

홀의 측면을 따라서 춤을 추며 나아가는 방향선.

즉, 시계 반대방향으로 LOD라고 한다.

댄스스포츠에서는 한정된 공간에서 많은 사람이 춤을 추기에 각자의 방향으로 움직여서는 안 된다.

◆ 라틴 아메리칸 댄스 (Latin American Dance)

룸바(Rumba), 차차차(Chachacha), 삼바(Samba), 파소 도블레(Paso Doble), 자이브(Jive)의 다섯 종목이 라틴 아메리칸 댄스의 경기 종목으로 사용된다.

댄스의 기본이 되는 라틴 음악은 라틴어를 사용하는 나라에서 탄생된 음악을 가르치며 현재 쿠바를 중심으로 중남미음악을 뜻한다. 그중에서 자이브만 아메리카에서 탄생된 음악이다.

춤추는 형태는 남녀가 떨어져서 추는 곳으로부터 댄스의 범위가 포함된다.

◆ 라틴 크로스 (Latin Cross)

스텝한 발의 토가 턴 아웃 되어 있는 포지션.

뒷발 토와 앞발 힐 사이의 정확한 거리는 춤추는 피겨나 댄서 자신의 신체특성에 따라 좌우된다.

◆ 락 (Rock)

전 · 후 · 좌 · 우로 흔드는 동작.

두 발을 벌린 채, 체중을 왼발에서 오른발 또는 오른발에서 왼발로 바꾸어 옮기는 것이다.

◆ 락 액션 (Rock Action)

자이브의 피겨 명칭.

카운트는 퀵퀵(QQ)에 1박자씩이다.

카운트 Q에 남자가 왼발을(여자는 오른발) 뒤로 옮기고, 다시 Q

에 오른발(여자는 왼발)을 바닥에서 살짝 떼었다가 다시 제자리에 놓는 동작이다.

발을 옮길 때는 항상 볼을 바닥에 먼저 댄 후 이어 뒤꿈치를 댄다.

◆ 래터럴 (Lateral)

힙을 좌, 우로 약하게 돌리는 것.

쿠카라차에서 사용된다.

◆ 래터럴 무브먼트 (Lateral Movement)

횡방향으로 움직이는 무브먼트.

◆ 러닝 라이트 턴 (Running Right Turn)

퀵스텝의 스탠다드 피겨 중 하나.

타이밍은 SQQSSSSQQSS가 있다.

5~7보를 「SQQ」으로 변하는 것도 되며, 그때는 마지막 러닝 피니쉬의 타이밍을 「SQQS」로 한다.

◆ 러닝 위브 (Running Weave)

왈츠 베리에이션의 하나.

PP로부터 내셔널 위브를 추면서, 타이밍은 「1.2&3」 달리는 느낌으로 춘다.

◆ 러닝 윙 (Running Wing)

Continuous Wing(콘티뉴어스 윙)이라고도 한다.

◆ 러닝 피니시 (Running Finish)

퀵스텝 베이식 피겨의 명칭.

달려서 나가듯이 보이는 모양에서 이러한 이름이 붙었다.

타이밍은 Q,Q,S,S

또는 S,Q,Q,S의 두 종류가 있다.

◆ 런지 (Lunge)

피겨의 명칭.

펜싱의 찌르는 모양에서 이러한 이름이 붙었다.

◆ 런지 포인트 (Lunge Point)

피겨의 명칭.

스텝한 오른발(남자)로 체중을 옮기지 않고, 토의 IE인사이드 에이지(IE)로 포인트하는 것이다.

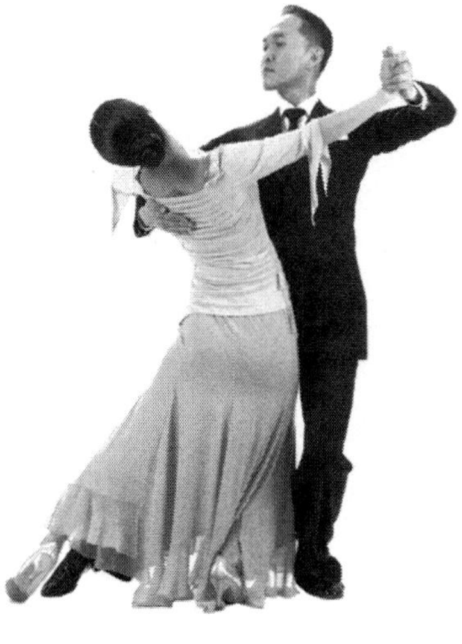

㉱ 레프트 사이드 포지션 (Left Side Position)

남녀가 같은 방향을 바라보면서 남성의 왼쪽에 여성이 위치한다. 홀드는 춤 되는 피겨가 요구하는 대로 한다.

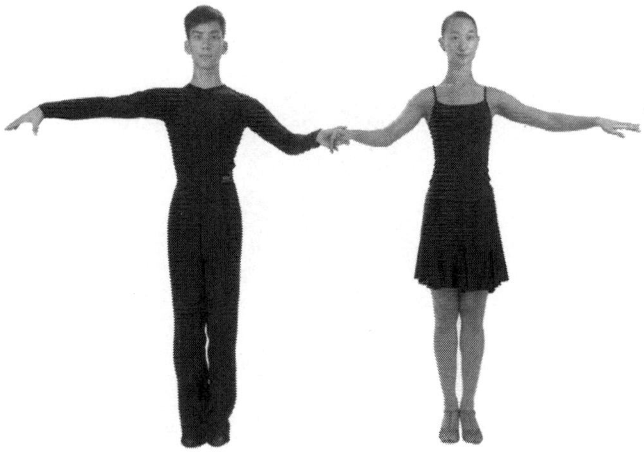

㉱ 레프트 섀도 포지션 (Left Shadow Position)

여성은 남성의 왼쪽 약간 앞이나 뒤에 서며 같은 방향을 본다.

춤추는 피겨에 따라 홀드가 달라진다.

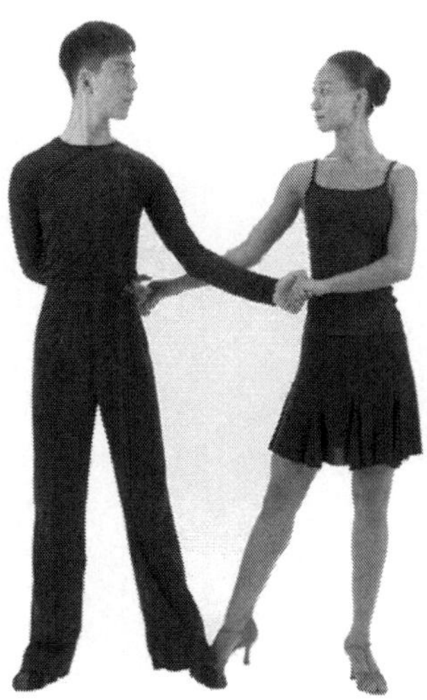

◈ 레프트 콘트라 포지션 (Left Contra Position)

남녀가 서로 왼쪽 옆으로 이동하는 자세를 취하는 것.

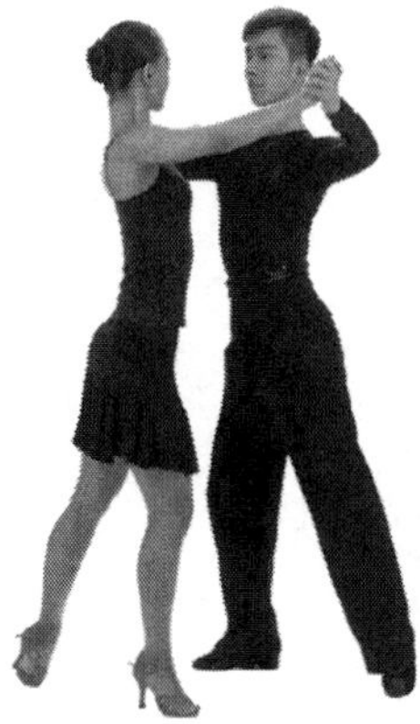

◆ 로워 (Lower)

몸 전체의 위치를 내려놓으면서 마루로부터 떨어져 있는 뒤꿈치를 바닥에 놓는다.

◈ 로프 스피닝 (Rope spinning)

룸바, 차차차 피겨의 하나.

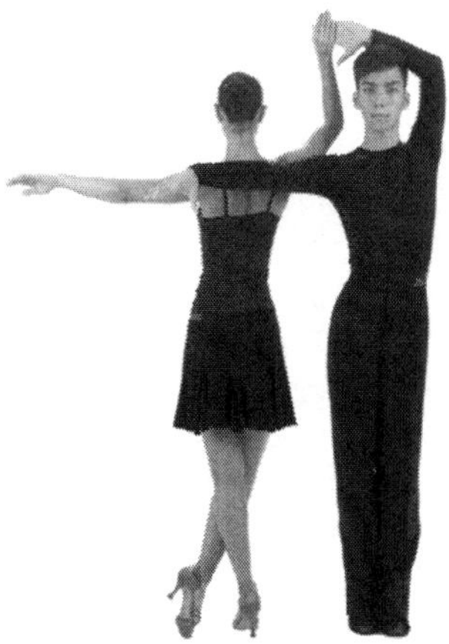

◆ 로터리 무브먼트 (Rotary Movement)

중도에 그치지 않는 회전운동.

네 가지 댄스의 특성은 다음과 같다.

· 왈츠는 로터리 댄스

· 폭스트롯은 무빙 댄스

· 퀵스텝은 러닝 댄스

· 탱고는 워크 댄스

㉣ 로테이션 힙 무브먼트 (Rotation Hip Movement)

힙 무브먼트의 하나.

척추를 중심축으로 하여 힘을 돌리는 동작이다.

◆ 록 (Lock)

두 발을 교차시킴.

자물쇠로 채우듯 고정시키는 동작이다.

㉣ 록 액션 (Rock Action)

자이브의 피겨 중 하나.

카운트는 'Q, Q. 1' 박자씩이다.

Q에 남자의 왼발과 여자의 오른발 뒤로 옮겨지고 다시 Q에 남자의 오른발과 여자의 왼발이 플로어에서 떼었다가 제자리에 놓는 동작이다.

라 론데 (Ronde)

원을 그리듯이 발을 돌리는 동작.

라 론데 샤세 (Ronde Chasse)

차차차의 피겨 명칭.

'론데'는 원래 '원', 또는 '둥근'이란 뜻이다.

론데 샤세를 할 때는 우아한 느낌으로 신속히 왼발로 원을 그린다.

라 롤링 (Rolling)

도는 것.

샤세나 런지 등을 한 다음에, 우회전을 하면서 여자를 원운동시키는 동작.

스 루돌프 폴어웨이 (Rudolf Fallaway)

남자가 오른발을 전진하고, 무릎을 강하게 구부려서 여자에게 오른쪽으로 론데시키고, 폴러웨이로 마치는 액션.

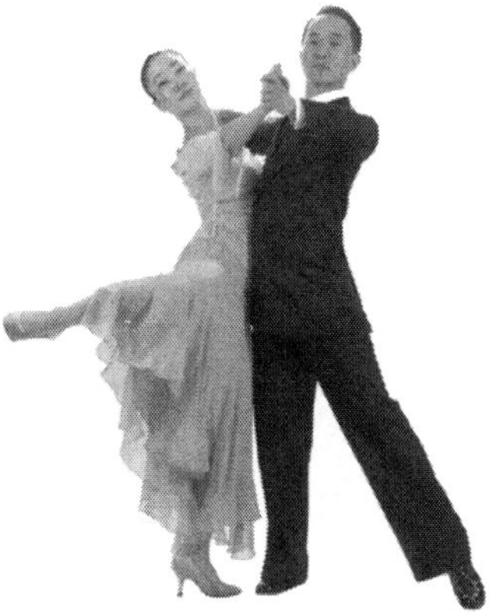

◆ 루틴 (Routine)

스텝과 스텝을 연결하여 조화 있게 구성하는 것.

데먼스트레이션, 경기회 등 특정의 목적을 위해 수종의 피겨나 베리에이션으로 동작의 순서를 구성하는 것이다.

㉣ 룸바 (Rumba)

4/4박자로 넷째 박자에 악센트가 있다.

1분간 25~27소절의 템포로 반드시 음악의 네 번째 박자에 맞추어 스텝을 밟으면서 춘다.

룸바는 쿠바의 토인들로부터 시작한 민속 무용이며, 16세기경 아프리카에서 노예로 데려온 흑인들의 춤으로 양 발보다는 몸의 동작을 강조한 춤에서 그 유례를 볼 수 있다.

룸바의 인터내셔널 스타일은 월터 래어드가 1961년 라틴기법을 연구 발표한 이후 현대 스타일로 확립되었다.

㉷ 룸바 크로스 (Rumba Cross)

피겨의 명칭.

퀵스텝의 네임드 베리에이션이다.

최근에는 흔히 쓰이는 베리에이션으로서, 스탠다드의 각 종목에서 사용되고 있다.

◆ 리드 (Lead)

남자가 피겨의 순서, 타이밍, 포지션을 여자에 전하는 것 (Follow의 상대어).

춤을 출 때 상대방을 전 · 후 · 좌 · 우로 움직이도록 유도하는 형태.

◆ 리드 앤 폴로 (Lead and Follow)

남자가 피겨의 순서. 타이밍, 포지션을 여자에게 전하는 것.

폴로는 남자의 리드에 대한 것.

댄스스포츠에서는 어느 종목이든 남성이 리드, 여성은 폴로우가 된다. 그러나 전적으로 남성만이 리드하는 것은 아니고 서로 간에 호흡을 맞춰 일체가 되어 춤을 추어야 한다.

◆ 리드믹 인터프리테이션 (Rhythmic Interpretation)

리듬해석.

경기 대회 때 심사 기준의 하나로 커플 리듬의 연출 표현.

즉, 예술적 표현과 예술적 감각의 재능을 심사하는 일이 된다.

◆ 리듬 (Rhythm)

음악이 흐르는 가운데, 강약이 규칙적으로 되풀이 되는 것.

왈츠는 3/4박자 기호이고, 1소절의 3비트는 강 · 약 · 약이 되고, 퀵스텝과 폭스트롯은 4/4박자 기호이고, 1소절의 4비트는 강 · 약 · 중강 · 약이다.

탱고는 2/4박자 기호로서 각 비트가 일정한 간격으로 한 강비트이다.

리듬 익스프레이션 (Rhythm Expression)

댄스는 리듬에 의한 몸의 표현.
여러 가지 종목에 따라 다르게 나타난다.

리버스 (Reverse)

왼쪽으로 도는 것.
내추럴과 상대어.

리버스 롤 (Reverse Roll)

삼바 피겨의 하나.

리버스 위브 (Reverse Weave)

폭스트롯 피겨의 하나로 여러 가지 회전량으로 출 수 있다.

리버스 코르테 (Reverse Corte)

왈츠 베이식 피겨의 하나.
코르테는 스페인어나 포르투갈어로 '커트'를 의미한다.
보통 후진운동 후는 전진운동이 계속되지만 왈츠의 리버스 코르테 혹은 호버 코르테, 탱고의 백 코르테와 같이 다음의 전진운동을 커트해서 후진하는 피겨를 말한다.

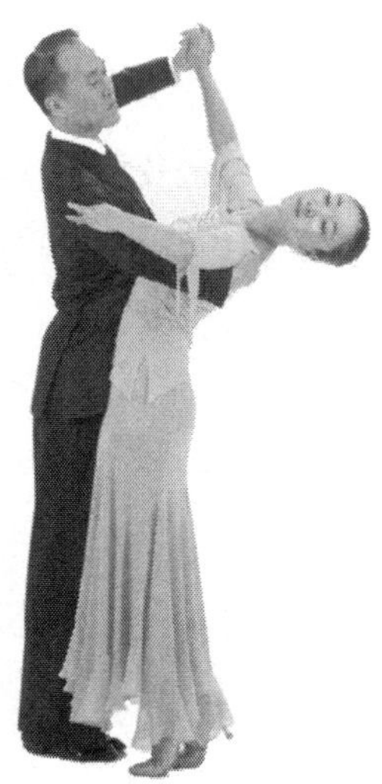

◆ 리버스 피벗 (Reverse Pivot)

왈츠, 퀵스텝의 베이식 피겨 중 하나.
남자 오른발이 CBMP로 작게 후진해서 왼쪽에 피봇하는 것.
타이밍은 왈츠는 「&」, 퀵스텝은 「S」, 또는 「&」이다.

◆ 리프트 (Lift)

연기 중에 파트너를 들어 올리는 연기를 말함.

◆ 리플 (Ripple)

'잔물결', '파문' 의 뜻으로 잔물결이 일듯이 머리와 상체를 흔드는 동작.

◆ 링크 (Link)

'연결' 의 의미.
탱고의 프로그레시브 링크는, 정면 포지션으로부터 PP로 연결된다.
또 프롬나드 링크는 그 반대로 PP에서 정면의 포지션에 연결하는 역할을 한다.

ㅁ

◆ 마라카스 (Maracus)

라틴 아메리카 음악에 쓰이는 리듬 악기.

마라카 열매를 말린 뒤 그 속에 작은 돌멩이나 단단한 씨앗을 넣고 흔들어서 소리를 내는 타악기의 일종.

◆ 마주르카 (Mazurka)

17세기부터 유행한 폴란드의 민속춤곡.

4분의 3박자나 8분의 6박자의 경쾌한 춤곡. 또는 그 무용을 말한다.

◆ 마크타임 (Mark Time)

제자리걸음.

수르플라스(Sur Place)라고도 한다.

◆ 맘보 (Mambo)

1930년대 쿠바에 노예로 끌려간 흑인들 사이에서 전해진 춤.

1940년대에 이르러 아메리칸 재즈에 영향을 받아 현재 맘보가 되었다.

◆ 매너 (Manner)

행동, 습관, 태도 등의 의미가 있으며 에티켓보다 의미의 범위가 넓다.

사람마다 가지고 있는 독특한 습관, 몸가짐으로 해석하게 된다. 오랜 기간 여러 사람과 접하면서 개인의 의식과 몸속에 익숙해져 온 습관이다. 주위 사람에게 방해가 되지 않게 행동하며 「다른 사람을 배려하는 마음」 등이다.

에티켓이 공공의 의미로 「지킨다, 안 지킨다」라고 표현할 수 있다면 매너는 개인, 개별의 의미로 「매너가 좋다 혹은 나쁘다」라고 말할 수 있다.

댄스스포츠는 남녀가 커플을 이루고 추는 춤이므로 반드시 상대가 필요하며 댄스를 할 때 자기 상대자를 어떻게 대하여야 할 것인가는 매우 중요하다.

춤을 출 때의 일반적인 매너

댄스는 즐기기 위해서 추는 것이니 항상 밝은 표정으로 즐겁게 추는 것이 좋다.

여성에게 춤을 추자고 청하는 것은 남성의 특권이다.

남성은 "춤추시겠습니까?" 또는 "한 곡 부탁드리겠습니다."라는 표현을 사용하여 반드시 예의 바르게 신청하고, 여성은 거절할 정당한 이유가 없는 한 기꺼이 응해야 한다. 만일 거절하고 싶을 때는 상대방의 감정을 상하지 않도록 친절하게 거절해야 한다.

춤의 신청은 남자가 여자에게 하는 것이 보통이지만 여자가 먼저 신청해도 무방하다. 그러나 여성으로부터 신청을 받은 경우, 남성은 절대로 응해야 할 의무가 있다.
만약 왈츠를 신청받고 왈츠를 못 춘다고 거절했다면 그 날은 다른 사람과 왈츠를 추어서는 안 된다.
댄스스포츠는 changing partner를 할 수 있도록 해야 한다. 댄스파티에 초대받은 사람이 자기가 동반한 파트너만 상대하여 춤추는 일은 바람직하지 못하며, 가능한 한 서로 소개하고 인사를 나누는 습관이 몸에 배도록 노력해야 한다.
댄스파티에서 춤을 추기 전 홀드를 할 때 신체는 가볍게 접촉할 정도로 유지하고 허리 이하는 접촉하지 않는 것이 정상이다.
춤을 출 때 남자는 먼저 자기 파트너와 추며, 다음 다른 파트너를 택할 때는 젊고 예쁘고 잘 추는 여성도 중요하지만 좀 뒤처져 보이는 여성부터 권해 추는 것이 신사의 도리이다.
춤을 추기 시작하여 일단 플로어에 들어서면 남자는 여자를 리드하고 배려하여 되도록 충돌을 피하도록 한다.
만약 충돌이 생기면 자신의 잘못이 아니더라도 가벼운 예의를 표하도록 한다.
남성은 자신이 지닌 기술에 대해 자만하지 말아야 한다. 상대방이 춤을 어느 정도 추는지 모르므로 너무 어려운 동작이나 큰 동작으로 파트너나 다른 사람들이 불쾌한 느낌을 갖게 해서는 안 된다. 춤을 출 때는 중간에 중지하는 일이 없도록 하며, 한 곡이 다 끝날 때까지 추는 것이 매너이다.
춤이 끝나면 남성은 여성에게 예의를 표하고 여성의 자리로 그녀를 호위해 주어야 한다. 쉬고 있을 때 다른 사람이 춤추는 것을 보고 비평하거나 너무 큰소리로 대화해서도 안 된다.

댄스 플로어에서의 복장은 남성은 보통 입는 정장이면 된다. 그러나 재킷의 단추를 채워야 하며 여름철이라고 해서 상의를 벗는 일이 있어서는 안 된다.

여성의 경우 댄스는 많은 움직임이 있기 때문에 좁은 스커트는 어울리지 않는다. 스커트가 좁아서 넓은 스텝을 밟기에는 어려움이 있다면 옆선을 무릎까지 세로로 터준다.

이상으로 댄스스포츠의 전반적인 매너에 대해 살펴보았다. 이러한 매너는 춤을 배우는 동안 더욱더 익숙해지기 마련이며 저절로 예의 바른 태도를 길러 주어 멋진 신사숙녀가 될 수 있도록 한다.

이 모든 매너는 사회적 인격도야에 큰 부분을 차지하며 인간교육에 많은 부분을 차지하고 있는 것이다.

◆ 메들리 (Medley)

접속곡.

다른 리듬의 음악을 작위적으로 연결해 맞춘 것이다. 거기에 맞춰 추어지는 댄스를 말한다.

◆ 메렝게 (Marengue)

도미니카 공화국의 Falk Dance로 후에 쿠바루나 댄스로 미국에 전해졌다.

정확한 리듬과 개성적인 스타일의 댄스이다.

라틴 댄스로는 메렝게 액션의 치킨 워크(자이브)의 1~3보와 메렝게 자이브 등으로 사용되고 있다.

◈ 메이폴 (Maypole)

삼바 피겨에 대한 명칭.

영국에서부터 전해져 내려오는 행사로 5월 1일에 꽃으로 만들어진 기둥을 세우고 기둥으로부터 리본을 달고 리본을 잡아 기둥주변을 돌면서 포크댄스를 춘다. 이 기둥을 Maypole이라고 한다.

◆ 메트로놈 (Metronome)

음악의 속도, 박자를 재는 전자식 기계.

◆ 멜로디 (Melody)

음의 높낮이의 흐름과 선율을 의미한다.

그 멜로디에는 Adagio, Allegro, Andante 등의 선율이 모두 다르다.

◆ 멤버 (Member)

댄스 교사 자격.

어소시에이트 다음으로 주어지는 등급명으로 정회원을 말한다.

◆ 모던 (Modern)

왈츠, 탱고, 폭스트롯, 퀵스텝, 비엔나 왈츠의 다섯 종목을 말한다.

◆ 모던 재즈 (Modern Jazz)

1940년 등장한 팝 형식을 계승해 발전시킨 재즈 음악.

흔히 스윙재즈와 구별하여 1950년대 이후의 재즈를 일컫는 용어로 쓰인다.

◆ 무브먼트 (Movement)

스텝에 따른 몸의 이동.

움직임, 동작, 몸짓을 말한다.

◆ 무빙 댄스 (Moving Dance)

무브먼트가 몇 걸음에 걸쳐서 계속되는 댄스로서, 탱고를 제외한 스탠다드 종목, 왈츠, 폭스트롯, 퀵스텝, 비엔나 왈츠를 말한다. 스윙 댄스라고도 한다.

◆ 무빙 풋 (Moving Foot)

움직이고 있는 쪽의 발.

체중을 실은 발(supporting foot 서포팅 풋)의 상대어.

◆ 무치 (Mooch)

자이브 피겨 명칭의 하나(어소시에이트).
자이브의 화려하고 역동적인 발동작이 가장 잘 드러나는 스텝이다.
여자가 남자의 오른쪽이나 왼쪽에 서서 발을 살짝 들었다가 바닥에 닿을 듯 말 듯 찬다.
마주보는 자세에서 시작하여 마주보는 자세로 끝난다.

◆ 미뉴에트 (Minuet)

17~18세기 프랑스와 영국을 중심으로 유행한 4분의 3박자의 무곡과 그 무용.
프랑스에서는 루이 14세 때 공식 궁정무용이 되었고 장 밥티스트 룰리(Jean Baptiste Lully)가 미뉴에트를 발레에 도입하기도 하였다.
이 용어는 '작다'는 뜻의 프랑스어 'menu'에서 유래된 데서 알 수 있듯이 스텝의 폭이 작다는 것이 특징이며 양식화되고 우아한 귀족적인 움직임이 필요하다.

◆ 밀롱가 (Milonga)

4분의 2박자의 무곡. 탱고의 아버지라고 한다.
하바네라(Habanera)와 칸돔배(Candombe)의 영향을 받아 1860년부터 유행했다가 잠시 쇠퇴했으나 1930년대 탱고 음악가들 사이에 다시 주목받았다.

◆ 믹서 댄스 (Mixer Dance)

많은 사람들이 함께 즐길 수 있는 혼합 댄스를 말한다.

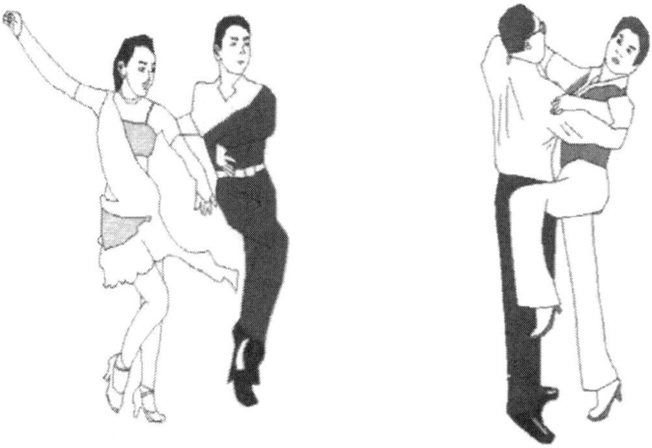

ㅂ

◆ 바 (Bar)

소절.

오선지에 그려진 세로선과 세로선 사이를 말한다.

(Time signature 항을 참조)

◆ 바디 라이즈 (Body Rise)

몸과 다리로써 느끼는 라이즈.

노 풋 라이즈라고도 한다. (No Foot Rise 항을 참조)

◆ 바디 라인 (Body Line)

양팔과 머리의 위치, 어깨 라인을 포함한 전신의 스타일을 말함. 바디 라인을 만드는 것은 목 라인, 팔 라인, 어깨 라인, 등 라인, 힙 라인, 허리 라인 등이다.

◆ 바운싱 (Bouncing)

'튀다' 또는 '뛰어오르다' 라는 의미.

바운스 폴어웨이의 1~4보 등의 동작을 말한다.

◆ 반도네온 (Bandoneon)

작은 손풍금.

네모난 측면과 주름상자로 구성되었으며 단추를 눌러 연주한다.

초기에 탱고를 연주한 악기는 기타와 플루트, 바이올린이었지만, 시간이 흐르면서 반도네온이 탱고 연주의 가장 중요한 악기로 자리 잡았다. 반도네온은 탱고의 영혼이고 탱고는 이 악기에 경의를 표하기 위해 만들어진 춤이라는 말이 있을 정도다.

◆ 배럴 롤 (Barrel Roll)

배럴이란 맥주 통과 같은 술통으로서, 스핀하는 때의 회전축이 바닥에 대하여 수직이 아니고, 술통을 굴리는 듯한 회전 동작이다.

라틴에서는 삼바의 내추럴이나 리버스 롤에서 보이는 것이다. 그밖에 텔레스핀 다음에 회전을 계속하는 경우에 상급자에 의하여 이루어지는 것이다.

◆ 백 록 (Back Lock)

왈츠, 퀵스텝의 베이식 피겨 중 하나.

◆ 백워드 (Backward)

뒤로 물러서는 것.

후진하는 의미.

◆ 백워드 워크 (Backward Walk)

뒤로 후진하는 워크를 의미.

◈ 백 윙 (Backwing)

왈츠의 포퓰러 베리에이션.

남자의 오른발 후진부터 윙을 춘다.

◈ 백 코르테 (Back Corte)

탱고의 베이식 피겨 중 하나.

남자는 사이드 리드로 왼발을 후진할 때, 여자는 전진이다.

오른발의 풋워크에 주의한다.

◈ 백 코르테 첵 (Back Corte Check)

남자가 오른발을 후진해서 가는 콘트라 첵.

◆ 백킹 (Backing)

배면해서의 의미.

후진하는 방향을 말한다.

◆ 백 투 백 포지션 (Back to Back Position)

파트너끼리 서로 등을 지고 있는 상태.

◈ 백 페더 (Back Feather)

폭스트롯 피겨 중의 하나.

남자가 후진하고 여자가 전진하는 페더스텝.

㊋ 백 휘스크 (Back Whisk)

왈츠 베이식피겨의 하나.

인라인으로(남자) 왼발을 후진해서 시작하는 경우와 PO[여자 OP(BMP에 전진)]로 리드해서 시작하는 경우가 있다.

내추럴 턴의 1~3보 뒤에 출 경우 백 휘스크의 제 1보는 정면이 된다.

㊊ 밴더릴러스 (Banderillas)

파소 도블레 피겨 중 하나.

투우에서 소의 급소를 찌르는 창이라는 의미.

남자는 왼손을 여자의 오른쪽 골반에 갖다 댄 채 마치 여자가 소인 양 몸을 똑바로 펴고 강하게 응시하며 시작한다.

이때 여자는 무릎을 굽혀 자세를 낮추고 남성을 바라본다.

◆ 밸런스 (Balance)

체중의 배분.

체중의 중심은 두 다리가 벌리고 있을 때에는 가운데 있고(센트럴 밸런스), 두 다리가 모여 있는 때에는 한쪽 다리 바로 위에 있다. 발의 움직임에 따라서 체중을 이동시키고, 균형을 유지하는 상태를 말한다.

◆ 베리에이션 (Variation)

베이식 피겨를 고도로 변화시킨 피겨.

경기대회에서는 포퓰러 베리에이션, 시즌 베리에이션(그 시기에 유행하고 있는 베리에이션) 등, 더 고도의 피겨가 사용된다.

◆ 베이식 리듬 (Basic Rhythm)

댄스의 기초리듬.

◆ 베이식 스텝 (Basic Step)

댄스의 기본이 되는 발동작.

◆ 베이식 피겨 (Basic Figure)

각 종목의 기초 테크닉이 되는 피겨.
그 춤의 특징을 잘 잡아서 표준화시킨 피겨이다.

◆ 벨리 댄스 (Belly Dance)

오리엔탈 댄스, 배꼽춤이라고도 한다.
배나 허리를 비틀거나 재빨리 흔드는 동작이 특징이다.
사막지대의 모래땅에서는 발이나 손의 동작이 제한되므로 발을 고정시키고 몸통의 동작에 중점을 두는 춤을 추게 되었고, 서(西)아시아에서 아프리카 북안에 걸쳐 있는 이슬람문화권 여성들의 춤에서 흔히 볼 수 있는 동작이다.
그러나 매혹적인 여성이 몸을 가리는 최소한의 의상이나 엷은 옷을 몸에 걸치고 추는 벨리댄스는 도시에서 발전하였고, 전통악기 반주음악과 함께 두 손에 소형의 심벌즈를 들고 치거나, 지팡이를 자유자재로 다루기도 한다.

◆ 벽사 (DW)

다이아고널 투 월(Diagonal to Wall).

LOD를 중심으로 벽 쪽으로 비스듬한 방향.

◆ 보타포고스 (Botafogos)

삼바의 피겨 명칭.

'이리저리 진행한다' 라는 뜻으로 카운트는 '원 아 투' 이며 세 개의 스텝으로 이루어져 있다.

◆ 보타포고스 앤드 볼타스 (Botafogos and Voltas)

디스코, 삼바에서 사용하는 스텝.

회전과 제자리 스텝, 어크로스, 커브, 사이드 스텝 등이 섞여 되풀이 되는 스텝.

◆ 본 쉘 (Born Shell)

세임 풋 론데를 말한다. 그 모양이 조개가 입을 열고 있는 것처럼 보이는 데서 따온 이름이다.

왈츠 등에서 남녀가 모두 왼발로서 동시에 외측으로 론데하는 피겨의 명칭.

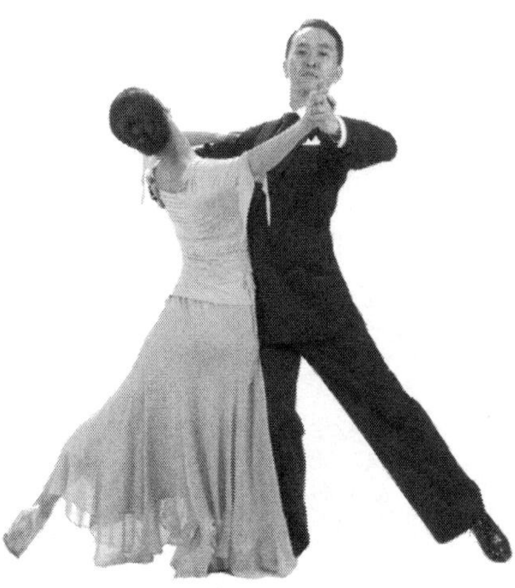

◆ 볼 (Ball)

엄지발가락 부분의 아래로 불록한 곳.

◆ 볼레로 (Bolero)

18세기에 생겨난 스페인의 민속 무용 또는 그 춤곡.
4분의 3박이며 캐스터네츠로 리듬을 반주하는 경우가 많다.
스페인 남부 안달루시아 지방의 춤 및 춤곡인 판당고(fandango)의 변종으로 알려짐.

◆ 볼룸 (Ballroom)

무도실.

㉣ 볼 체인지 액션 (Ball Change Action)

발을 볼로 선 채.
같은 음악의 타임 밸류 속에서 다른 쪽 발에 체중을 옮기고, 그 자리에서 또 그 전의 발에 체중을 옮기는 동작을 말한다.
이 동작은 주로 삼바나 디스코 등에서 사용된다.

㉣ 볼타 (Volta)

삼바의 피겨 명칭.
볼타 무브먼트에는 트레블링 볼타, 서큐러 볼타, 스팟 볼타 등 세 가지 유형이 있다.
빠른 발동작을 사용하는 것이 특징이다.
왼발을 오른발 앞으로 교차시킨 다음, 오른발을 옆으로 벌리고 다시 왼발을 오른발 앞으로 교차하면서 재빨리 옆으로 진행하는 동작이다. 두 발을 교차시키고 다음 발을 옆으로 벌리는 두 개의 스텝을 반복하는 동작이다.

◆ 볼플랫 (Ballflat)

스텝을 하는 중에 먼저 볼이 플로어에 닿은 뒤 발바닥 전체가 닿는 것을 말한다.

◆ 부기우기 (Boogie Woogie)

재즈용어의 하나.

부기우기(boogie woogie)는 1920년대 후반 미국 남부의 흑인 피아니스트들에 의해 고안한 피아노 블루스에서 발전된 특이한 주법이다. 베이스 리듬을 1마디에 8박으로 잡고 되풀이하는 동안 오른손으로 자유롭게 애드립하는 것을 말한다.

1930년대 후기 스윙재즈가 전성기를 맞이하면서 대중들에게 널리 유행하였고, 그 후 상업성을 띤 대중음악이 되었다.

블루스가 슬픔을 묘사한다면, 부기우기는 춤과 밀접한 관련이 있다.

◆ 브러시 (Brush)

한 발이 다른 발의 발목을 가볍게 스치는 것.

무빙 풋이 서포팅 풋에 가볍게 닿고 다음에 스텝하는 것이다.

예를 들면, 내추럴 스핀 턴의 여자의 6보째 등이다.

◆ 브러시 스텝 (Brush Step)

남자가 풀 스텝을 추는 때에, 그것에 대한 여자 스텝의 명칭. 예를 들면, 폭스트롯 내추럴 턴의 여자 6보째 등이다.

◆ 브레이크 (Break)

움직임을 중단하는 것.

◆ 브로큰 스웨이 (Broken Sway)

허리에서 상부를 접어서 구부리듯이 기울이는 스웨이.

◆ 블랙 풀 댄스 페스티벌 (Black Pool Dance Festival)

1920년 영국 중서부의 작은 휴양도시 블랙 풀에서 시작되어 제2차 세계대전 중 5년간을 제외하고 매년 대회를 이어오고 있다.

가장 오랜 전통과 최고 수준을 자랑하는 댄스스포츠 대회.

◆ 블루스 (Blues)

19세기 중반 미국 흑인들 사이에서 발생한 두 박자나 네 박자의 애절한 악곡이며, 그 느린 곡조에 맞춰주는 춤이다.

음악으로서 블루스는 장조와 단조가 뚜렷이 구별되지 않는 애가(哀歌)로, 재즈에 도입되어 중심적인 바탕이 되기도 하였다.

춤으로서 블루스는 스윙(Swing) 리듬에 맞추어 추는 사교댄스의 한 종류로 서아프리카 리듬과 유럽 음악에 파트너 댄스를 결합시킨 것이 블루스 댄스라고 한다.

오늘날에는 일정한 스텝이나 형식보다 파트너와 느끼는 교감과 음악에 대한 감정을 중요시한다.

◆ 비걸 (B-girl)

브레이크 댄스(Break Dance)를 추는 여자를 말함.
브레이크 댄스(Break Dance)를 추는 남자는 비보이(B-Boy).
비걸(B-girl) 앞에 붙는 B는 'Break Dancing' 을 의미한다.

◆ 비엔나 왈츠 (Viennese Waltz)

3/4박자로 첫 번째에 악센트가 있으며, 1분간 58~60소절의 템포이다.
오스트리아의 수도 빈에서 시작되어 19세기 초 유럽사교계에 소개되었으며, 빠른 우회전과 좌회전을 하는 댄스이다.
요한 슈트라우스 부자에 의해 렌들러 무곡보다 템포가 빠른 왈츠로 첫 비트에 강한 악센트를 갖는 리듬이다. 두 번째 박자에는 춤추는 남녀가 홀딩한 자세로 회전하면서, 원을 따라 돌아가므로 마치 천체가 자전과 공전을 하는 모습과 흡사하다.

◆ 비주얼 리드 (Visual Lead)

홀드를 하지 않은 상태에서 출 때의 리더. 여자는 남자의 움직임을 눈으로 보고 따라간다.

◆ 비트 (Beat)

박자. 스트라이크가 한 번씩 때리는 것에 비해 비트는 연속해서 때리는 것을 말하며, 댄스나 음악에서는 연주되는 음악의 소절 안의 각 박자를 말한다.

◆ 비트 벨류 (Baet Value)

각 스텝에 대한 시간적 길이(타임 밸류라고도 함).

왈츠의 샤세 프럼 PP의 경우,

리듬	'1,2,3,1,2,&,3'
비트 밸류	'1,1,1 1,1/2,1/2,1'

탱고의 브러시 톱의 경우,

타이밍	'Q,Q,&,S'
비트 밸류	'1/2,1/4,1/4,1'

◆ 비트 스피릿 (Beat Sprit)

한 박자를 1/2로 나누는 것.

ㅅ

◆ 사이드 리딩 (Side Leading)

전진 또는 후진을 할 때에, 무빙 풋과 같은 쪽의 몸을 움직이는 것.

이전에는 숄더 리딩이라고 했는데, '볼룸댄스 테크닉' 에서는 '사이드 리딩' 으로 바꾸었다.

◆ 사이드 바이 사이드 (Side by Side)

남녀가 나란히 같은 방향을 향해 서 있는 것.

여자가 남자의 오른쪽에 서 있을 때 라이트(right) 사이드 바이 사이드.

왼쪽에 서 있을 때 레프트(left) 사이드 바이 사이드.

◆ 사이드 샤세 (Side Chasse)

옆으로 하는 샤세.

샤세는 쓰리스텝으로 발을 벌리고, 모으고, 벌리는 연속동작이다.

◆ 사이드 스웨이 (Side Sway)

오른발 또는 왼발을 옆으로 스텝하고, 무릎을 가볍게 하여 다른 쪽 발을 뻗고, 몸을 약간 기울이는 것이다.

◆ 살사 (Salsa)

삼바, 탱고, 맘보 등과 더불어 라틴음악과 춤의 상징.

1940년대에 생겨나 1950년대 미국 뉴욕으로 이주한 쿠바인과 푸에르토리코인들이 발전시킴.

살사는 소금을 뜻하는 스페인어 'Sal' 과 소스를 뜻하는 'Salsa' 에서 유래되었으며, 격렬하고 화끈한 것이 춤의 특징이다.

보통 한 커플이 함께 하는 다른 춤 스타일과는 달리 살사는 다른 파트너와도 자주 추게 된다. 살사는 건전하고 율동감 넘치는 춤으로 라틴 아메리카의 마을 축제 때 널리 유행했다.

◆ 살사 댄스 (Salsa Dance)

살사리듬에 맞춰 추는 열정적인 춤,

남녀가 손을 마주잡고 밀고 당기는 기본 스텝과 복잡한 회전 등을 엮은 응용동작으로 이루어지는데 남아메리카에서는 축제 때 많은 사람들이 흔히 즐길 만큼 대중적이다.

◆ 살세라 (Salsera)

살사를 추는 여자를 말함.

◆ 살세로 (Salsero)

살사를 추는 남자를 말함.

◆ 삼바 (Samba)

2/4박자로 두 번째 박자에 악센트가 있으며 1분간 50~52소절의 템포로 카운터는 S, Q, Q으로 1@2. 3@4 또는 1@2@3@4이다.

삼바댄스는 강렬하고 독특한 율동을 지닌 생동감 넘치는 댄스로 아프리카인들이 브라질 땅에 노예로 끌려와 고통을 잊기 위해 원시적인 특유의 노랫가락에 맞춰 율동하던 움직임에서 유래되었다. 1656년 피에르 라벨르(Pierre Lavelle)에 의해 국제적으로 보급.

지금도 브라질에서는 삼바 학교가 번창하고 있으며, 독자적인 삼바리듬과 기본동작을 발전시키고 있다. 리오의 카니발 행사에서 많이 볼 수 있다.

㉣ 삼바 바운스 (Samba Bounce)

삼바의 독특한 리듬.

체중이 실린 발위 뒤꿈치를 살짝 들고 발등, 발목, 무릎을 동시에 굽혔다가 다시 뒤꿈치를 바닥에 대면서 살짝 펴는 동작이다.

㉣ 삼바 워크 (Samba Walk)

세 개의 스텝으로 이루어져 있으며, 카운트는 '원 아 투' 이다.

◆ 샤세 롤 (Chasse Roll)

롤링(Rolling)을 동반한 샤세.

◆ 샤세 턴 (Chasse Turn)

회전 동작과 함께 하는 샤세.

◆ 서포팅 풋 (Supporting Foot)

체중을 지탱하는 발. 움직이는 무빙 풋과 대칭된 용어.

㉣ 서플레이즈 (Surplace)

파소 도블레의 피겨 명칭.

스페인어로 '장소'. 그 장소에서 발을 구르는 것.

㉢ 세임 풋 (Same Foot)

남녀가 같은 오른발 또는 왼발을 동시에 스텝하는 것.

예를 들면 세임 풋 런지 등과 같은 경우이다(원칙으로서 남자가 발을 바꾼다).

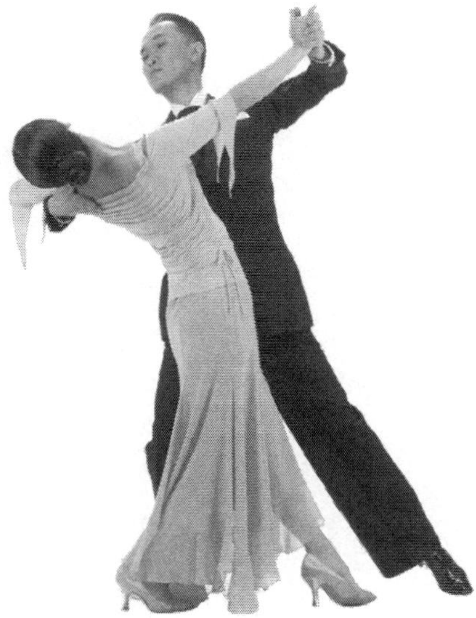

◈ 세임 풋 론데 (Same Foot Ronde)

왈츠에서 남녀가 왼발을 동시에 바깥쪽으로 돌리는 피겨의 명칭.

◈ 세틀링 (Settling)

'정착' 이라는 뜻.

체중을 양 발 중 한쪽에 싣는 것을 말한다.

◈ 세틀링 힙 무브먼트 (Settling Hip Movement)

힙 무브먼트의 하나.

체중은 힙 무브먼트를 시작한 똑바로 선 다리 위에 놓는다.

◈ 세퍼레이션 (Separation)

파소 도블레의 피겨 명칭.

서로 마주보는 자세에서 남녀가 떨어졌다가 다시 만나는 동작이다.

가능한 여자가 멀리 떨어졌다가 남자 쪽으로 다가오는 것이 좋다.

◆ 센트럴 밸런스 (Central Balance)

다리를 벌리고 있을 때 중심이 중앙에 있는 것.

◈ 셔러그 (Shrug)

두 손바닥을 위로 향하면서 어깨를 움츠리는 듯한 동작으로, 댄스에서는 탱고의 스패니시 드래그에서, 여자가 두 어깨를 움츠리고 좀 더 능동적인 몸짓과 연기를 만드는 액션.

㉣ 셰이프 (Shape)

삼바의 피겨 명칭.

왼쪽으로 회전하는 스텝에서는 자연스럽게 왼쪽으로 상체가 기울고 오른쪽으로 회전하는 스텝에서는 상체가 오른쪽으로 기울이게 된다.

원심력의 법칙에 따라 상체가 회전 중심축으로 기우는 것을 말한다. 그러므로 왼쪽으로 움직이는 스텝에서는 '왼쪽 기울기' 를 하고 반대로 오른쪽으로 움직이는 스텝에서는 '왼쪽 기울기' 를 한다.

㉣ 셰이핑 (Shaping)

남자가 여자의 손을 시계방향이나 시계반대 방향으로 돌려서 원하는 방향으로 이동시키는 방법이다.

㉣ 셰이핑 리드 (Shaping Leads)

라틴에서의 리드 중 하나로 남자가 몸과 팔로 만들어 내는 모양에 따라 여자를 리드하는 것.

㉣ 셰이크 핸드 홀드 (Shake Hand Hold)

오픈 포지션으로 남자의 오른손으로 여자의 오른손을 잡는 팔 형태를 말함.

◆ 소셜 댄스 (Social Dnace)

사교를 목적으로 축제 때 남녀가 추는 춤.

◈ 솔로 스팟 볼타 (Solo Spot Voltas)

삼바의 피겨 명칭.

마주보는 자세에서 남자가 왼손으로 여자의 오른손을 잡고 시작한다.

카운트 '원 아 투' 에 남자는 왼쪽으로 여자는 오른쪽으로 각각 1회전하는 동작이다.

◈ 숄더 리딩 (Shoulder Leading)

볼룸댄스에서 '사이드 리딩' 이라 한다.

전진 또는 후진을 할 때에 무빙 풋과 같은 쪽의 몸을 움직이는 것이다.

◈ 스리 차차 (Three Cha Cha)

차차차 실라버스 피겨 명칭.

앞으로 무릎잠그기 샤세를 세 번 연속으로 하는 동작.

시작은 마주보는 자세나 떨어진 자세 둘다 가능하며 남자가 앞으로 스리 차차차를 하면 여자는 뒤로 스리 차차를 하게 된다.

카운트는 기본적으로 차차원, 차차투, 차차스리 등으로 한다.

뒤로 하는 동작, 앞으로 하는 동작, 여자가 남자의 오른쪽에 서서 앞으로 하는 동작, 여자가 남자의 왼쪽에 서서 앞으로 하는 동작 등 네 가지가 있다.

◆ 스우프 (Swoop)

스우프는 '맹금(매 등의)류가 덮치는 것' 이라는 의미. PP에서 회전이 많은 내추럴 폴어웨이 다음에, 강한 우회전을 계속하고, 세임 풋 런지 등으로 계속하는 피겨.

◆ 스웨이 (Sway)

몸이 좌우로 경사되는 것.

바디스웨이라고 하며 다리부터 위쪽의 전신을 일직선으로 한 채 우측 또는 좌측으로 약간 기울어지는 몸동작을 말한다.

◆ 스위블 (Swivel)

체중을 실은 발을 축으로 턴을 하는 동작.

흔히 '비빈다' 는 표현을 쓰기도 한다.

예를 들면, 크로스 스위블의 남녀의 제1보, 아웃사이드 스위블의 여자 제1보 등이다.

◆ 스위치 (Switch)

회전을 역으로 바꾸는 것.

예를 들면, 내추럴 스핀 턴의 제5보에서 몸을 오버 턴한 뒤, 리버스 계의 피겨를 계속하는 때에, 두 발로써 왼쪽으로 회전(스위치)하는 것이다.

◆ 스윙 (Swing)

활 모양의 곡선을 그리며 움직이는 것.

댄스에서 이용되는 스윙에서는, 몸에 따른 포워드 스윙, 백 스윙, 사이드 스윙, 로터리 스윙 이외에 레그 스윙 등이 있다.

◆ 스윙 댄스 (Swing Dnace)

스윙 리듬에 맞춰 즐기는 춤을 말함.

세부 종목으로 지터벅(Jitterbug), 린디합(Lindi Hop), 블루스(Blues), 부기우기(Boogie woogie), 발보아(Balboa), 쉐그(Shag), 웨스트 코스트 스윙(West Coast Swing)이 있다.

대중적으로 가장 잘 알려진 것은 린디합이다.

◆ 스쿠프 (Scoop)

남자는 약간 강한 왼쪽 스웨이로, 옆에서 왼발을 스텝하고(여자는 반대), 그 다음에 급격히 강한 오른쪽 스웨이로 바꾸어서 오른발을 끌어당기는 액션이다.

마치 모래를 건져 올리는 듯한 동작이므로 이러한 이름이 붙었다.

◆ 스퀘어 (Square)

파트너를 서로 마주한 포지션.

정확하게는, '파트너 스퀘어', '스퀘어 투 파트너' 라고 한다.

또, '스퀘어 룸바' 라고 하듯이, '사각' 이라는 의미로서 사용되는 경우도 있다.

일명 박스(box)라고도 하며, 춤의 움직임이 혹은 모양이 네모난 힘으로 움직인다는 뜻이다.

◆ 스킵 (Skip)

한쪽 다리로 가볍게 뛰는 것.

◆ 스타카토 (Staccato)

비트와 비트 사이에 휴지 부호를 넣고, 음을 짧게 끊는 것.

탱고의 리듬 섹션 연주 방법으로, 이 단음적인 연주에 따라, 탱고는 스윙이 없는 무브먼트에서 1보 1보가 독립한 스텝을 밟는 방식이 된다.

뒷발을 음악이 허용하는 한 뒤로 남기고, 다음에 날렵하게 스텝하는 것으로써 탱고의 음악을 포현한다. 이와 같은 동작도 스타카토라고 한다.

◆ 스톱 엔 고 (Stop and Go)

자이브의 실라버스 피겨의 하나(어소시에이트).

여자가 남자의 왼쪽 팔 밑을 지나서 멈췄다가 다시 제자리로 가는 동작이다.

떨어진 자세에서 시작해서 떨어진 자세로 간다.

◆ 스탠다드 (Standard)

일반적인 의미로 '표준', '규격', '규범' 등의 의미.

댄스용어는 종래 모던이라고 하던 것을 스탠다드로 호칭하게 되었다.

댄스는 왈츠(Waltz), 탱고(Tango), 퀵스텝(Quickstep), 폭스트롯(Fox Trot), 비엔나 왈츠(Viennese Waltz)의 다섯 종목으로 스탠다드 종목이라고도 한다.

◆ 스탠다드 피겨 (Standard Figure)

표준화된 피겨.

'볼룸 댄스 테크닉'에서는 베이식 피겨의 상위에 올라 있다.

◆ 스탠딩 레그 (Standing Leg)

지탱하고 있는 발.

◆ 스탠딩 스핀 (Standing Spin)

그 자리에서 회전을 계속하는 스핀.

예를 들면, 왈츠 등에서 레프트 휘스크 다음에 트위스트 하고, 그대로 남자가 회전을 계속하고, 여자는 그 주위를 가볍게 달려서 도는 것이다.

◆ 스탠스 (Stance)

발의 구조 '자세', '규격', '규범' 등을 의미.

ⓐ 스테이셔너리 피벗 (Stationary Pivot)

스테이셔너리는 '정지하다', '움직이지 않는다' 라는 의미.
움직이지 않고 그 자리에서 피벗 하는 것이다.

◆ 스텝 (Step)

댄스에서는 다음의 1보를 디디고 나오는 것.
피겨를 스텝이라고 하는 경우도 있다.

◆ 스토킹 워크 (Stalking Walk)

살금살금 접근하는 걸음이라는 뜻.
stalk에는 사냥감에 몰래 접근한다는 의미가 있다.
탱고에서 PP에서 처음에 슬로에서 포인트하고, 다음의 슬로에서 체중을 옮기는 스텝을 말한다.

ⓐ 스파이럴 (Spiral)

나선형으로 도는 회전 방법.
보통 체중을 받치고 있는 발로 들은 다음 다른 발로 앞으로 교차시킨다.

라 스파이럴 턴 (Spiral Turn)

여성에 의해 춤추어지며, 왼쪽으로 턴하면서 오른발에서 턴하거나 오른쪽으로 턴하면서 왼발로 턴한다. 이때 나머지 발은 체중없이 앞에서 교차한다. 스파이럴 턴은 양발목이 교차하면서 끝난다.

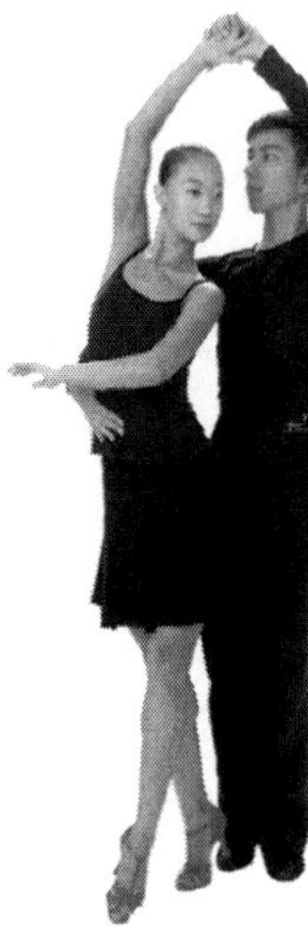

라 스팟 턴 (Spot Turn)

쿠바의 노예들이 마차의 바퀴를 중심으로 1회전하는 동작에서 유래되었다.

한 점을 중심으로 왼쪽이나 오른쪽으로 세 걸음 앞으로 간다. 왼쪽으로 돌려면 오른발로 시작하고 오른쪽으로 돌려면 왼발로 시작하며 마지막 스텝은 앞으로 내딛는 것이 원칙이지만 옆으로 벌릴 수도 있다.

라 스패니시 드래그 (Spanish Drag)

탱고에서, 라이트 런지로부터 정열적인 분위기로 여성을 가까이 끌어 당기는 액션. 포퓰러 베리에이션 중에서 Pivot Reverse turn, Rock 등.

라 스패니시 라인 (Spanish Line)

후진해서 한쪽 발을 앞에 놓으면서 만들어지는 라인.

오른발 또는 왼발 후진 시 앞쪽의 발(오른발 또는 왼발)을 조금 어크로스해서 체중을 주면서 무릎을 굽혀 뒤꿈치를 들고 뒤쪽의 오른발(왼발)은 무릎을 똑바로 핀다.
앞에 있는 발과 같은 쪽의 팔을 앞으로 한다.

◆ 스프릿 (Sprit)

퀵스텝의 베리에이션.
두 발을 동시에 찢어질 듯이 옆으로 벌리는 것.
최근의 라틴 댄스에서는 액션으로서 많이 이용되고 있다.

◆ 스프링 (Spring)

베리에이션의 피겨에 많다.
가볍게 도약하는 액션.

◆ 스핀 (Spin)

제1보를 전진하여 강하게 회전하고, 제2보를 옆으로, 볼로 회전을 계속하는 것.
보통 피벗과 스텝으로 회전하는 것으로, 피벗이 완료된 후 체중을 지지하고 있는 발의 볼로 회전하는 것이 좋다.

◆ 스핀 앤드 트위스트 (Spin and Twist)

왈츠의 포퓰러 베리에이션.
내추럴, 스핀 턴의 마지막 걸으면서 도는 것으로, 왼발 뒤에 오른발 교차(여자는 힐턴)해서 트위스트 턴을 춘다.

◆ 스핀 엔딩 (Spin Ending)

피겨의 마지막을 회전으로 변화시켜 추는 방법.

◆ 스핀 턴 (Spin Turn)

스핀을 이용하여 방향을 전환하는 것.

주로 남자의 전진스텝에서 시작된다. 제2보를 가지고 전회전 또는 그 이하의 회전을 행하는 동작이다.

◆ 슬라이드 (Slide)

스텝하는 때에 발을 미끄러지게 하는 것.

예를 들면, 퀵스텝의 스쿠프를 추는 때에, 스피드감을 늘이기 위하여 상급자가 두 발을 미끄러지게 하여 추는 것이다.

㉣ 슬라이딩 도어 (Sliding Door)

룸바 피겨 중 하나.

◆ 슬로우 (Slow)

2비트의 타이밍을 슬로(S)라고 한다.

4/4박자의 음악에서는 'S' 는 2비트, 'Q' 는 1비트이다. 그러나 탱고는 2/4박자이기 때문에 'S' 는 1비트이다.

㉤ 슬립 백 (Slip Back)

발을 미끄러지게 하면서 후퇴하는 것.

탱고의 포 스텝 체인지의 제4보나 리버스 피벗 등의 남자 액션에 사용된다.

◆ 슬립 샤세 (Slip Chasse)

차차차 피겨의 명칭.

앞으로 내딛는 발을 다시 체중의 중심으로 끌어당기는 샤세이다.

◆ 슬립 피벗 (Slip Pivot)

폴어웨이 리버스 앤드 슬립 피벗과 같이, 피겨의 명칭.

액션을 말하는 것은 아니다(폴어웨이 리버스 앤드 슬립 피벗의 남자 제4보, 여자 제3, 4보의 액션은 피벗임).

◆ 시저스 (Scissors)

가위를 말한다.

퀵스텝의 베리에이션으로, PP에서 머리의 높이를 바꾸지 않고, 그 자리에서 좌, 우, 좌(여자는 우, 좌, 우)와 전방으로 QQQ 포인트하는 것.

◆ 시퀀스 댄스 (Sequence Dance)

19C초 궁정이나 서민들 사이에서 추어진 old time dance를 현재의 형태로 정리하여 보급한 것.

현재 시퀀스는 올드타임 시퀀스, 모던 시퀀스, 라틴시퀀스 세 부분으로 되어 있으며 16소절의 음악을 가지고 일정한 스텝을 LOD방향으로 반복해서 춘다. 영국에서는 블랙풀 대회와 함께 매년 시퀀스 댄스 페스티벌이 개최되고 새로운 춤이 발표된다. 시퀀스 댄스에서 가장 대중적인 인기를 모았던 춤은 반댄스(Ban Dance)였다.

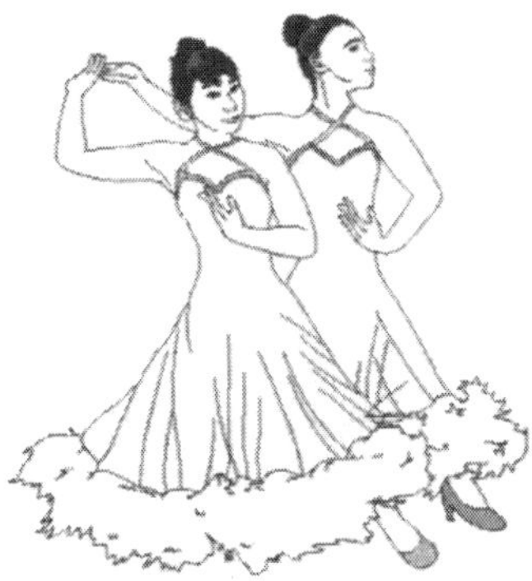

남자 수가 적기 때문에 여성끼리 추는 커플도 있다.

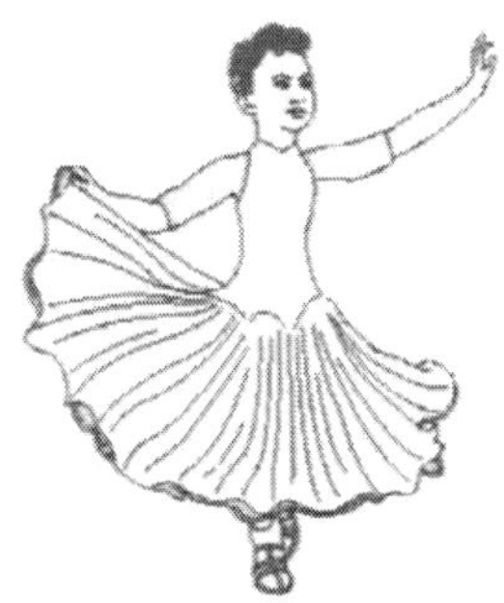

어린이 콘테스트에서 4소절을 반복해서 추는 모습은 관객들에게 많은 감동을 준다.

㉣ 식스틴 (Sixteen)

파소 도블레 피겨 명칭(어소시에이트).

스텝수가 16개이기에 식스틴이란 이름이 붙여졌다.

프롬나드의 8개 스텝과 휴트의 8스텝이 합쳐져 만들어진 동작이다. 스텝 1~6까지는 프롬나드를 하다가 스텝 7에서 남자가 오른발을 왼발에 모은 후 휴트를 한다.

◆ 실라버스 (Syllabus)

'개요', '중요한 요소' 등의 의미로 테크닉 북 등의 항목, 내용을 말한다.

강습회, 대회 등의 내용을 나타내는 안내서.

작은 크기의 책이라는 의미로 사용되는 경우도 있다.

◆ 싱코페이션 (Syncopation)

리듬을 분할하는 것.
왈츠의 샤세 프럼 PP와 같이 '1, 2, 3'를 '1, 2&3'으로 1박자를 둘로 나누는 것.

◆ 심플링크 (Simple Link)

남자가 오른발로 스텝할 때, PP에 리드하는 피겨를 말한다.

ㅇ

◆ 아르헨티나 탱고 (Argentina Tango)

아르헨티나 부에노스 아이레스에서 유래된 전통적 스타일의 탱고.
아르헨티나 탱고가 세계화된 것이 댄스스포츠에서 다뤄지는 인터내셔널 탱고(International tango)이다.
오늘날 아르헨티나 탱고는 여전히 사교용, 무대용으로 존재하지만 국제적인 룰에 따라 경기를 치르지는 않는다.

◆ 아말가메이션 (Amalgamation)

2개 이상의 피겨를 연결한 것.
예를 들면, 왈츠에서 내추럴 턴 – 클로즈드 체인지 – 리버스 턴, 탱고에서 워크(좌우) – 프로그레시브 링크 – 클로즈드 프롬나드 등으로 연결된 것을 말한다.

◆ 아메리칸 스윙 (American Swing)

자이브의 다른 명칭.
미국 흑인들 사이에서 시작되어 1939년부터 크게 유행하였으며 재즈 음악에 맞춰주는 격렬하면서도 선정적인 춤.

㉣ 아메리칸 스핀 (American Spin)

자이브 피겨의 명칭.
여자가 남자 앞에서 오른쪽으로 한 바퀴 도는 동작이다.
홀드는 다양한 방법으로 할 수 있으며 회전할 때 상체가 흔들

려서는 안 된다. 회전을 연속해서 1~2회 더 할 수도 있다.

◆ 아웃사이드 스핀 (Outside Spin)

왈츠의 피겨 중 하나.

베이식 스핀 턴(Basic Spin Turn)과 비슷하지만 첫 번째, 두 번째 스텝이 아웃사이드 파트너(Outside Partner)이다.

그 후에 리버스턴 4~6, 리버스 꼬르테, 턴닝 록 등이다.

◆ 아웃사이드 에지 (Outside Edge)

풋워크를 표시하는 한 가지로 발바닥의 바깥 부분.

'에지'는 '각진 곳'의 의미를 포함한다.

[반대] → 인사이드 에지

◆ 아웃사이드 파트너 (Outside partner)

파트너의 오른쪽 바깥으로 오른발을 전진하는 것.

OP라는 약어로 사용된다. 다만, 왼쪽 바깥으로 왼발을 전진하는 경우는, 「왼쪽 OP」라고 한다. 모든 경우 전진하는 스텝은 항상 CBMP이다.

◆ 아웃사이드 스위블 (Outside Swivel)

탱고 피겨의 일종.

보통 오픈 피니시가 끝난 후 아웃사이드 스위블이나 리버스 아웃사이드 스위블 두 종류가 있다.

◆ 아웃사이드 오브 턴 (Outside of turn)

전진하는 발에 회전이 일어날 때, 예를 들면 내추럴 턴의 1~2 1/4회전하고, 3에는 1/8회전한다.

㉣ 아이다 (Aida)

룸바, 차차차의 피겨명.

베르딘의 오페라 '아이다' 중에서 남녀가 나란히 한 팔을 잡고 후진하는 장면에서 나온 것으로 여성의 이름으로부터 따왔다는 설도 있다.

㉣ 아이 디 티 에이 (IDTA)

International Dance Teachers Association의 약어.

ISTD와 같이 영국의 대표적인 교사협회.

◆ 아이 시 비 디 (ICBD)

International Council of Ballroom Dancing(국제댄스 평의회)의 약어. 현재는 WD & DSC(World Dance & DanceSport Council)라고 되어 있으며 본부는 런던이다.

㉣ 아이 에스 티 디 (ISTD)

Imperial Society Teachers of Dancing(영국왕실무도 교사협의회)의 약어.

1920년에 설립되었으며 영국 런던에 본부를 두고 있다. 엄격한 회원 자격시험을 거친 회원들로 구성되어 있다.

◆ 아이 콘택트 (Eye Contact)

주로 라틴 아메리칸 댄스에서 사용하는 표현으로 남녀가 서로의 눈을 통해서 두 사람의 의지나 느낌을 추측한다.

◆ 아크로바틱 (Acrobatic)

'곡예의' 라는 뜻의 형용사.

체조 용어로서, 곡예적인 묘기를 포함한 동작을 말한다.

힘과 함께, 동작을 날쌔게 수행하는 능력이 동시에 요구되는 고난도 기술이다.

◆ 악센트 (Accent)

음악의 강음을 말한다.

왈츠의 1소절은 '강 · 약 · 약' 으로 연주되는데, 이 경우의 제1비트의 강음을 악센트라고 하고, 폭스트롯과 퀵스텝에서는 제1비트와 제3비트, 탱고에서는 각 비트에 악센트가 있다.

◆ 알레마나 (Alemana)

룸바, 차차차의 피겨 명칭.

오래전 스페인에서 추어진 민속무용 가운데 남자가 여자의 머리 위로 팔을 올려 회전시키는 동작으로부터 붙여진 명칭.

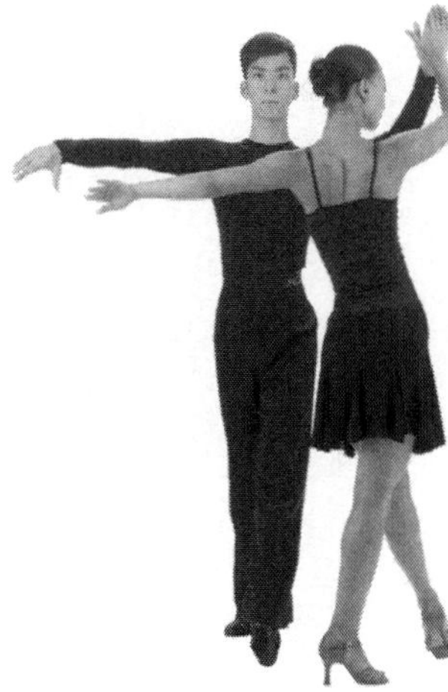

◆ 애드립 (Adlib)

라틴어 ad libitum에서 파생된 이 낱말은 인간의 소망이나 무제한의 의미를 가진다. 여기서는 '임의대로' 로 사용된다.

◆ 앤드 (And, &)

1/2비트. (탱고에서는 1/4)비트댄스에 있어서 음악용어로 사용되는 경우는, '1/2비트' 를 의미한다.

예를 들면, 폭스트롯, 퀵스텝에서 'S, Q, &, Q' 인 경우의 박자값은, '2, 1/2, 1/2, 1' , 탱고에서 'S, Q, &, Q' 인 경우는 '1, 1/4, 1/4, 1/2' , 왈츠에서 '1, 2, &, 3' 인 경우는 '1, 1/2, 1/2, 1' 이 되고, & 비트는 앞 비트 속에 포함되게 된다.

◆ 어드밴스드 (Advanced)

진보한, 또는 상급을 의미한다.

어드밴스드 댄스 또는 상급의 댄서를 말하고, 어드밴스드 배리이션은 상급의 피겨를 말한다.

◆ 어마운트 오브 턴 (Amount of Turn)

각 피겨의 제1보 또는 여러 스텝 사이에 대한 회전량을 말한다. 이 회전량은, 발의 방향(몸이 아니고)을 기준으로 해서 표시되고, 회전(360도)을 8등분한 비율로써 표시된다.

회전량	각도	읽기	
$\frac{1}{8}$	45도	one eight (원 에이트)	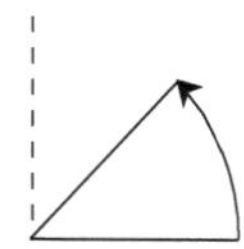
$\frac{1}{4}$	90도	a quarter (어 쿼터)	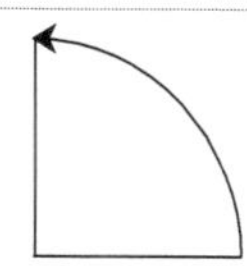
$\frac{3}{8}$	135도	a half (어 하프)	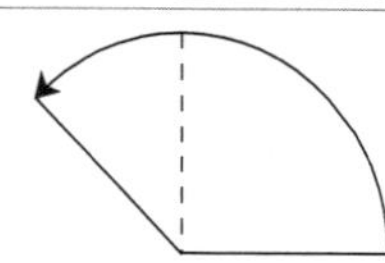
$\frac{1}{2}$	180도	a half (어 하프)	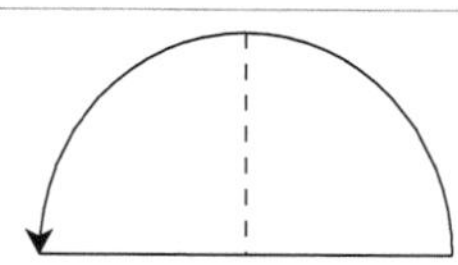
$\frac{5}{8}$	225도	five eights (파이브 에이트)	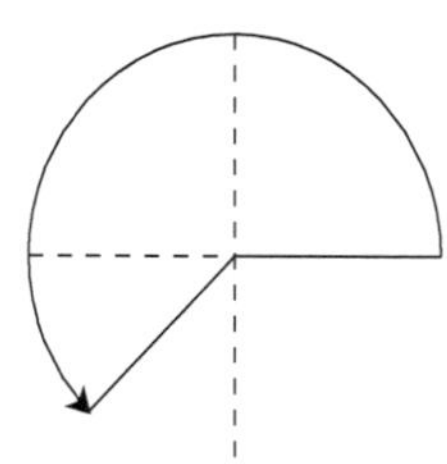
$\frac{3}{4}$	270도	three quarters (쓰리 쿼터스)	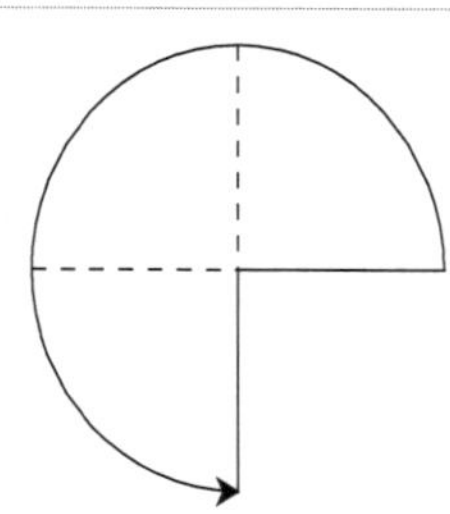
1	360도	a whole(어 홀), one turn(원 턴)	

◆ 어소시에이트 (Associate)

댄스 교사자격으로, 최초에 주어지는 등급명.
준회원을 말한다.
어소시에이트를 비롯하여, 멤버, 라이센시에이트, 펠로의 네 가지 등급이 있다.

◆ 어크로스 (Across)

스텝하는 다리가 체중을 지탱하는 다리를 가로지르는 것.
예를 들면, 탱고의 클로즈드 프롬나드의 제2보나, 왈츠의 샤세 프럼 PP의 제1보 등이 여기에 해당한다.

◆ 어파트 포지션 (Apart Position)

남녀가 신체적 접촉없이 오픈(Open)된 자세를 취하는 것.
여기서 어파트(Apart)란 거리나 공간, 시간 상으로 떨어져 있는 상태를 말한다.

Ⓛ 어펠 (Appel)

파소 도블레(Paso Doble)의 독특한 스텝.
투우사가 공격신호로 발을 구르며, 소를 향해 부르는 동작을 표현한 것이다.

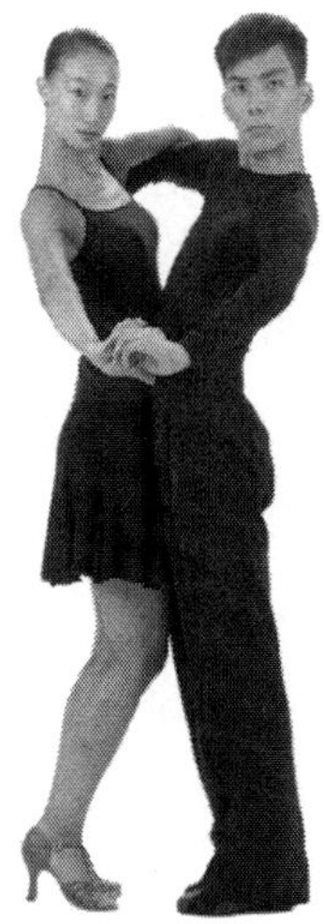

◆ 언더 턴 (Under Turn)

정규의 회전량보다 적게 회전하는 것.

선행 피겨로부터 속행 피겨에의 계속에 관하여, 또는 코너에서 새 LOD로 방향을 바꾸는 등의 여러 가지의 필요성에서 얼라인먼트를 변경하기 위하여 사용된다.

예를 들면, 왈츠의 내추럴 스핀 턴 후반의 회전량은, '4의 피벗에서 오른쪽으로 1/2, 5와 6의 사이에서 3/8회전하고, 중앙사 배면' 인데, 코너에서는, '4의 피벗에서 오른쪽으로 3/8, 5와 6의 사이에서는 1/4' 로 회전량을 적게 하는 것이다.

◆ 얼라인먼트 (Alignment)

볼룸에 대한 발의 위치(방향)를 말한다.

댄스를 할 때, 볼룸에 정해져 있는 방향(LOD, 벽, 중앙 등, 아래 그림 참조)에 관련된 발이 가리키는 방향으로서, '면하여' '배면하여' '포인팅(향하여)' 의 3개의 용어가 사용된다.

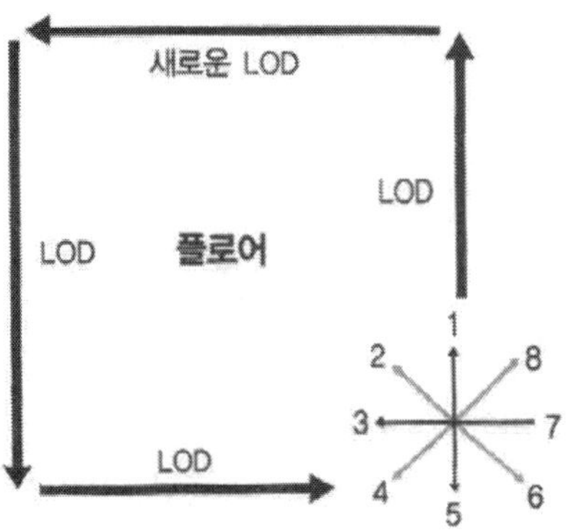

① LOD
② 중앙사면
③ 중앙
④ 중앙사 배면
⑤ 반LOD
⑥ 벽사배면
⑦ 벽
⑧ 벽사면

'면하여' 와 '배면하여' 는 발이 몸과 같은 방향에 있는 경우이고, '포인팅(향하여)' 은 다음의 스텝에서 전방으로 움직이는 경우이고, '배면하여' 라는 단어는 다음 스텝(또는 다음 다음 스텝)에서 후방으로 움직이는 경우에 사용된다.

또 '포인팅(향하여)' 은 스텝한 발의 방향이 몸의 방향과 다른 경우의 사이드 스텝에 사용된다. 예를 들면, 왈츠의 내추럴 턴을 하는 남자의 제5보째에서는 몸은 중앙으로 면하여 있지만, 발의 얼라인먼트는 중앙사이므로 '포인팅(향하여)' 이 된다. 이 경우 제5보째는, '몸의 회전을 적게' , 다음의 제6보째에서는 '몸의 회전 완료' 가 되어, 양발과 몸이 같은 방향이 되므로 '면하여' 가 된다.

◆ 얼터네이티브 (Alternative)

정상적인(Normal)인 자세나 동작을 다른 변형된 방법으로 하는 것을 말한다.

보통 베리에이션이라고도 하며, 우리말로 '변형' 이라고 한다.

◆ 업 (UP)

라이즈한 상태를 계속하는 것.

라이즈와 폴 가운데의 하나의 상태인데, 라이즈는 '최고의 높이' 를 의미하지 않는 것에 주의.

예를 들면, 폭스트롯의 베이식 위브에서는, '1의 끝에서 라이즈, 2, 3, 4, 5, 6업의 끝에서 로워' 가 되는데, 이것은 제2보에서 제6보까지는 그 높이를 계속 유지한다는 것이다.

◆ 에로스 라인 (Eros Line)

여자의 한쪽 다리가 플로어에서 떨어져서 뒤로 차 올리는 형. 그리스 신화에 나오는 에로스(로마 신화에서는 큐피트에 해당)의 상을 보고 이러한 이름을 붙이게 되었다. 에로스 라인에는 라이트 에로스, 레프트 에로스, 더블 에로스가 있다.

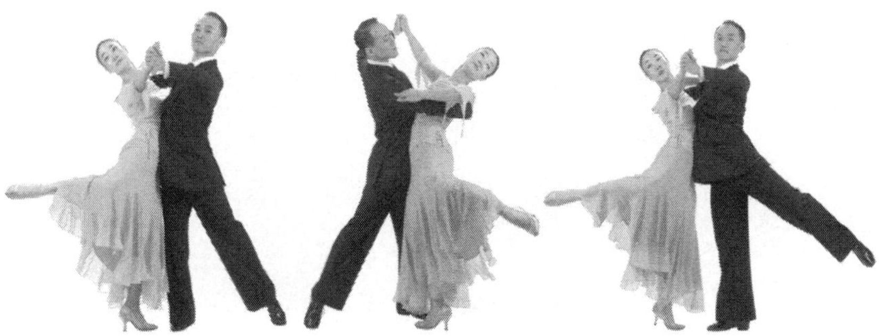

라이트 에로스 레프트 에로스 더블 에로스

◆ 에카르트 (Ecart)

파소 도블레 실라버스 피겨 명칭의 하나.
'폴러웨이 위스크' 라고도 한다. 폴러웨이란 프롬나드 자세에서 남자는 왼발, 여자는 오른발을 뒤로 옮기는 동작이다.

◆ 에티켓 (Etiquette)

에티켓은 예의범절 또는 예절이며, 이는 더불어 살아가기 위한 인간들의 약속이며 그 밑바탕이 되는 것으로 '인간에 대한 존중' 이다.

내가 대접받기 위해서 정성을 다해 상대방을 대접해주는 방법. '남을 존중해 주는 방법' 이 바로 예절이요 에티켓이다.
만약 여럿이 행동할 때, 물건을 다룰 때, 공통의 약속을 지키지 않으면 매우 혼란스럽게 되며 충돌하게 된다. 이를 막기 위해서 누구나 알아야 할 공통적인 약속이 필요하며 그 약속이 에티켓이다.
따라서 '타인에의 배려와 대접' 그리고 더불어 사는 지혜가 그 본질이다. 에티켓은 공공의 의미로는 '지킨다' 또는 '안지킨다' 라고 표현할 수 있다.
댄스를 할 때에는 이러한 에티켓과 더불어 우리는 '매너' 라는 말이 사용된다.
매너란 '사람마다 가지고 있는 독특한 습관, 몸가짐' 으로 해석되며 개인, 개별의 의미로 "매너가 좋다 혹은 나쁘다"라고 말할 수 있다.

◈ 엑스 라인 (X Line)

커플로써 X형을 나타내고 있는 라인.
PP에서 남자 오른발, 여자 왼발의 무릎을 느슨하게 하고, 다른 쪽 발을 전방으로 뻗어서 남녀의 몸과 다리의 선이 X모양을 나타내고 있는 라인.

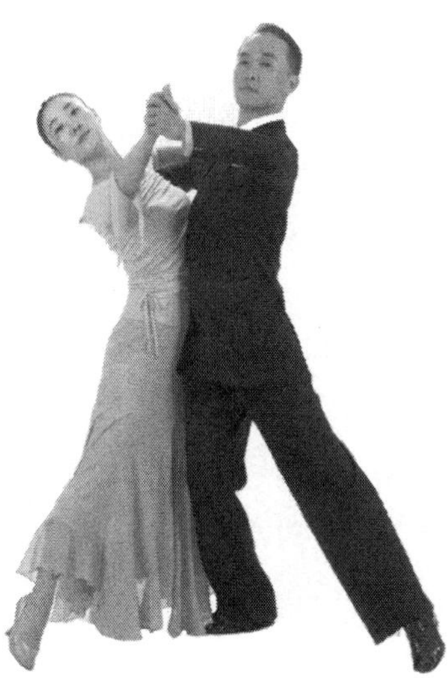

◆ 엔딩 (Ending)

끝 부분.

데먼스트레이션의 경우 등에 끝 부분을 장식하기 위하여 마지막 몇 소절을 특별히 안무하는데, 그 부분을 엔딩이라고 한다.

그 밖에 하나의 피겨를 마치는 때, 그 피겨를 마치기에 적당한 계속 행보를 엔딩이라고 하는 경우도 있다.

◆ 엔트리 (Entry)

도입 부분.

데먼스트레이션을 추는 경우에, 추기 시작하는 부분에 그 춤을 복돋우기 위한 몇 소절을 특별히 안무하는데, 그 부분을 엔트리라고 한다.

그 밖에, 하나의 피겨를 추는 때에, 그 스텝에 들어가기 전에 추게 되는 선행 행보를 엔트리라고 하는 경우도 있다.

◆ 엘레베이션 (Elevation)

높이를 변화시켜 춤추는 것을 말하며, 몸을 위로 힘차게 피고 발끝을 높이 올리거나 또는 무릎을 굽히면서 몸을 낮추는 동작을 말한다.

파소 도블레에서 사용된다.

◆ 엘오디 (LOD)

Line of Dance의 줄인 말로 춤의 진행 방향(시계 반대 방향).

◈ 오버 스웨이 (Over Sway)

피겨의 명칭. 통상의 사이드 스웨이에서 여자의 왼쪽 어깨가 왼쪽 허리를 넘어서, 뒤로 기울인 상태를 말한다. 탱고의 네임드 베리에이션.

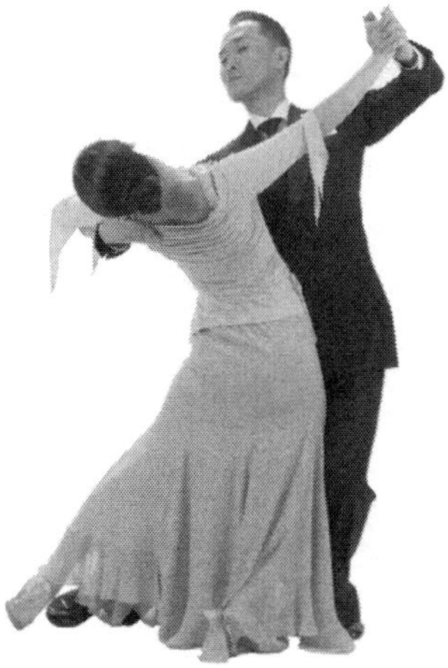

◆ 오버 턴 (Over Turn)

정규의 회전량보다 많이 회전하는 것.

◈ 오초 (Ocho)

탱고 피겨 중 하나.

스페인어로 '8'을 뜻하며, 여성이 남성 앞에서 플로어에 유혹적으로 8자 모양을 그리기에 붙여진 이름.

◆ 오퍼지션 (Oppsition)

삼바의 크리스 크로스(Criss cross)처럼 파트너가 진행하는 방향과 반대로 움직이는 동작을 말한다.

◆ 오픈 샤세 (Open Chasse)

제2보를 완전히 모으지 않고 행하는 샤세.

보통의 샤세와 같이 3보로 구성되지만 제1보는 벌리고 제2보는 두 발을 완전히 모으지 않고 반쯤 딛고, 제3보를 벌리는 피겨로서 하프 샤세라고 부른다.

오픈 샤세는 빠른 음악인 경우에 사용된다. 예를 들면 퀵스텝의 탑시, 라인에 있어서는 차차차 샤세(4&1), 자이브 샤세(3&4 또는 QaA) 등에서 사용되고 있다.

㉣ 오픈 카운터 프롬나드 포지션 (Open Counter Promenade Position)

이 포지션은 룸바, 차차차, 삼바에서 사용되며, 카운터 프롬나드 포지션과 동일한 형태이나 남녀의 간격은 떨어져 있고 춤추는 피겨에 따라 거리는 바뀐다. 「오픈 CPP」라고 약어로 사용된다.

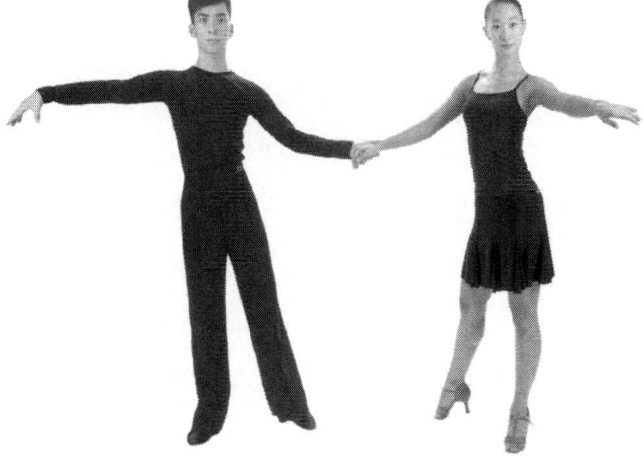

㉿ 오픈 턴 (Open Turn)

제3보째를 닫지 않고 후퇴하는 외측회전.

예를 들면, 폭스트롯의 내추럴 턴 남자 제1~3보나, 탱고의 오픈 리버스 턴 제1~3보이다. 클로즈드 턴의 상대가 되는 회전.

◆ 오픈피겨 (Open Figure)

발을 모으거나 샤세(Chasse)동작 없이 한쪽 발이 다른 발을 지나가는 형태의 피겨.

㉿ 오픈 임피더스 (Open Impetus)

왈츠나 폭스트롯 스탠다드 피겨의 일종으로 퀵스텝에서도 춘다.

[반대] 클로즈드 임피더스.

㉣ 오픈카운터 프롬나드 포지션 (Open Counter Promenade Position)

룸바, 차차차, 삼바에서 사용되며 카운터 프롬나드 포지션(CPP)

㉿ 오픈 텔레마크 (Open Telemark)

왈츠, 폭스트롯 등 스탠다드 피겨의 하나로 남자는 왼발을 앞으로 전진해서 오픈 턴을 추고, 여자는 그동안 힐턴을 춘다.

◆ 오픈 페이싱 포지션 (Open Facing Position)

남녀가 클로즈드 포지션(Closed Position)을 하지 않고 서로 떨어져 있는 자세. 남녀의 한쪽 상체가 열린 상태를 말한다.

◆ 오픈 포지션 (Open Position)

사이드 리드를 행하고, 남녀가 두 발을 벌린 상태

예를 들면, 폭스트롯의 페더스텝 제2보나 퀵스텝의 러닝 피니시 제3보 등이다(단, 클로즈드 포지션의 반대어는 아님).

전진해서 파트너의 오른쪽 바깥에 위치한 스텝, 왼쪽 바깥쪽으로 스텝하는 경우는 좌외측 LOP(Left Outside Partner)이다.

◈ 오픈 피니시 (Open Finish)

스텝의 끝에서 바깥으로 전진 또는 후퇴하여 마치는 것.

탱고의 피겨 명칭으로 오픈 프롬나드의 제3, 4보 등이 여기에 해당된다. 또 왈츠의 터닝 록의 제5보 등이다.

◈ 오픈 힙 트위스트 (Open Hip Twist)

룸바, 차차차 피겨 명칭.

◆ 오피 (OP)

Outside Partner(아웃사이드 파트너)의 약어.

◆ 와이핑 피트 워크 (Wiping Feet Walk)

라틴아메리카에서 볼 수 있으며 마치 발로 마루를 닦는 것처럼 가볍게 론데(Ronde)하면서 걷는 동작을 말한다.

◆ 왈츠 (Waltz)

3/4박자로 첫 박에 악센트가 있으며, 1분간 29~30 소절이며, 시초리듬은 1, 2, 3이다.
왈츠를 물결치듯이 추어 1, 2, 3의 박자의 길이를 1& 2& 3&으로 나누어 1박에 로워하며, 첫 박과 부드럽게 연결한다.
16C 오스트리아와 독일의 민속음악인 '렌드라' 나 미뉴에트(Minuet)라는 민속무곡에 기원을 두고 댄스스포츠 중 가장 오래 전부터 추어졌으며, 프랑스와 독일에서 전성기를 이루고, 슈베르트, 요한 슈트라우스 등에 의하여 왈츠의 명곡이 탄생되었다. 1812년 영국으로 전해져 가장 인기 있는 춤으로 추어졌다.

◆ 우드 페커 (Wood Pecker)

퀵스텝 등에서 플로어를 딱따구리와 같이 쪼는 스텝을 말한다.

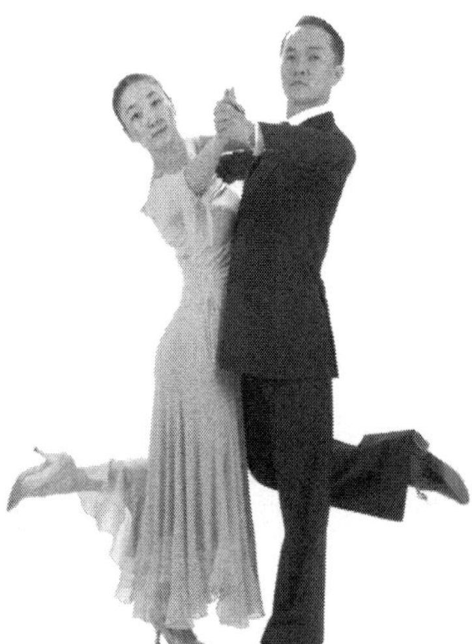

◈ 웨이브 (Wave)

넘실거림, 또는 물결의 의미가 있고, 그러한 움직임의 피겨 이름이다.

◈ 위브 (Weave)

'베를 짜다' 또는 '얽히다' 라는 의미.

남녀가 서로 바꾸어 들어가면서 진행하는 피겨의 이름이다.

◈ 윈드밀 (Windmill)

모던에서는 '풍차' 와 같은 움직임을 표현하는 아말가메이션의 명칭.

라틴에 있어서는 피겨의 명칭이다.

◈ 윕 (Whip)

자이브의 피겨 명칭.

채찍 등의 이미지다.

여자를 오른쪽으로 빠르게 돌려 서로의 위치를 맞바꾸는 동작으로, 마주보는 자세에서 시작해 폴러웨이 자세로 끝난다.

여기서 남자가 왼손으로 여자의 오른손을 잡고 남자는 오른발, 여자는 왼발을 뒤로 하는 것이 중요하다.

◆ 윙 (Wing)

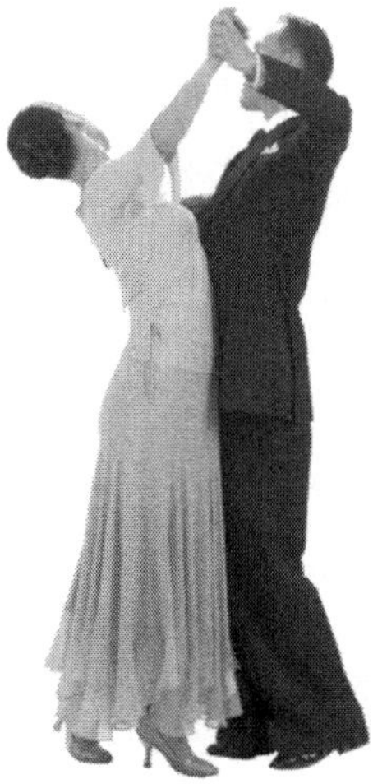

프로펠러나 풍차의 날개와 같이 축을 중심으로 회전하는 것.
여자가 남자 주위를 오른쪽에서 왼쪽으로 이동하는 스텝.

◆ 익스프레션 (Expression)

'표현', '표정' 등의 의미로 각 종목의 특성을 축의 움직임으로 표현하는 일.

◆ 인버티드 프롬나드 포지션 (Inverted Promenade Position)

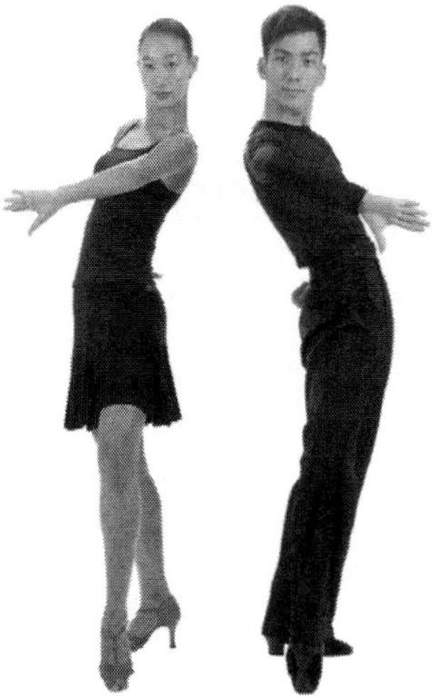

여자는 남자의 오른쪽에서 서로 등을 마주 댄 형태를 취한다.
남자의 오른쪽과 여자의 왼쪽이 30cm 정도 떨어져 있으며 그 반대편은 V자형이 된다.
남자는 오른손으로 여자의 왼손을 홀드하거나 또는 홀드하지 않는 형태도 있다.

◆ 인버티드 카운터 프롬나드 포지션 (Inverted Counter Promenade Position)

여자는 남자의 왼편에서 서로 등을 마주대며 남자의 왼쪽과 여자의 오른쪽이 30cm 정도 떨어져 있으며 그 반대편은 V자형이 된다.
남자는 왼손으로 여자의 오른손을 홀드하거나 또는 홀드하지 않는 형태도 있다.

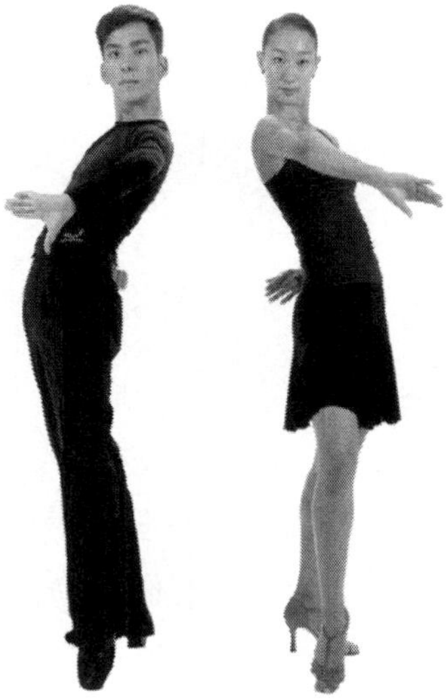

◆ 인사이드 에지 (Inside Edge)

발바닥의 안쪽 부분. '에지'는 '각진 곳'의 의미를 포함한다. 줄여서 IE라고 한다.

◆ 인스텝 (Instep)

발등.

◆ 인터내셔널 탱고 (International Tango)

아르헨티나 탱고(Argentina Tango)와 더불어 탱고를 분류하는 기준의 하나.

아르헨티나 부에노르 아이레스에서 유래된 전통적 스타일의 탱고와 달리 유럽의 우아한 음악이 접목되어 댄스스포츠에 다뤄진 것이 인터내셔널 탱고이다.

◆ 인 프론트 (In Front)

정면 또는 전방.

몸에 대해서는 파트너와 서로 마주하는 것이고, 다리에 대해서는 서포팅 풋의 전방을 의미한다.

◆ 임피터스 (Impetus)

기동력(탄력, 세력)을 말한다.

여자의 능동적인 전진 무브먼트를 회전의 기동력으로 해서 춤추는 것에서 이름이 지어진 것이고, 그것을 남자가 컨트롤하면서 회전한다.

ㅈ

자이브 (Jive)

자이브는 4/4박자로 두 번째와 네 번째 박자에 악센트가 있으며 1분간 42~44소절의 템포이다.

카운트는 Q, Q, Q, a, Q 또는 1, 2, 3, a, 4로 타임밸류는 1, 1, 2/3, 1/3, 1이다.

미국에서 발생한 스윙 댄스로 재즈음악에 맞추어 추는 격렬한 댄스이다. 미국 남동부 지역의 흑인들에게서 추어졌으며, 커플들의 종교의식과 정렬적인 공연의 두 가지 형태로 추어졌다. 1945까지 재즈 스윙 댄스, 지터벅으로 호칭되며 그 뜻은 넌센스이다. 자이브는 두 종류가 있으며 록앤롤, 디스코 등 유럽식 록앤롤 계통의 댄스를 인터내셔널 자이브, 미국의 스윙에 근거한 댄스를 정격의 자이브라 한다.

자이브 샤세 (Jive Chasse)

발을 벌리고 모았다가 다시 벌리는 동작이다.

카운트는 퀵아퀵(QaQ)이며 회전을 하거나 회전없이 앞, 뒤, 옆, 제자리에서도 할 수 있다.

카운트의 박자 값은 첫 번째 퀵(Q)은 3/4박자 아(a)는 1/4박자, 마지막(Q)은 1박자이다. 퀵아퀵 대신에 슬로(S) 또는 QQ로 할 수 있다. 카운트 슬로(S)로 할 때는 스텝을 한 번씩만 딛고 퀵퀵(QQ)에는 두 번씩 딛는데, 첫 번째 퀵(Q)에는 볼로 바닥을 찍고 두 번째 퀵(S)에는 발바닥 전체로 바닥을 딛는다.

◆ 재즈 댄스 (Jazz Dance)

재즈음악에 맞춰추는 춤.
일정한 틀과 형식에 얽매이지 않고 자유롭게 감정을 표현한다.
이 춤은 여러 가지 댄스가 어울려 탄생했다.
즉, 미국 흑인과 백인 사이의 개성적인 춤에 룸바, 삼바, 맘보, 탭댄스, 왈츠, 거기에 발레 요소까지 더해진 것이다. 그 스타일에 따라 모던 재즈(Modern jazz), 아프로 재즈(Afro jazz), 씨어터 재즈(Theater jazz) 등으로 구분할 수 있다.
재즈 댄스 용어는 1927년부터 쓰이기 시작했고 1970년 들어 디스코, 고고, 트위스트 등으로 변용되었다.

◆ 저지 (Judge)

심사원. 심판원.

◆ 저지먼트 (Judgement)

심판, 판정의 의미로 경기대회에서 심사하는 일을 말한다.

댄스경기의 심사 항목

① 타이밍과 베이식 리듬 : 시합하는 커플이 정확히 음악에 맞춰 춤을 추는 것.
② 보디라인 : 머리부터 발끝까지 몸의 선과 스트레칭을 의미한다.
③ 움직임 : 두 사람의 체중이 하나가 되어 서로 완벽하게 동시에 움직이게 되는 일

④ 풋워크

⑤ 음악적 감성표현

그 외에도 홀드, 마루의 사용 등이 있으나 이 중에서 가장 중요한 것은 타이밍과 베이식 리듬이다. 이것이 정확하지 않으면 다른 항목이 좋아도 나쁜 평가를 받게 된다.

◆ 제너럴 (General)

스윙 댄스에서 한 곡의 음악에 맞춰 파트너와 함께 추는 것.

◆ 제테 (Jétè)

PP에서 남자 왼발 여자 오른발을 전진하고, 좌회전을 하면서 스텝하고, 가볍게 호프하여 발을 바꾸어 밟는 런지 포인트를 한 때의 라인을 제테라고 한다. 발레의 '제테'라는 스텝에서 유래한 것이다.

◆ 주니어 (Junior)

세계 댄스, 댄스스포츠 평의회(World Dance & DanceSport Council) 규정에 따르면 만 12~16세의 경기에 출전하는 자를 의미한다.

◆ 주부나일 (Juvenile)

만 12세 이하의 경우로 경기에 출전하는 자.

ㅊ

라 차차차 (Cha Cha Cha)

4/4박자로 첫째 박에 악센트가 있으며, 1분간 30~32소절이며, 기본리듬은 2, 3, 4&1이다. 4&1의 리듬에 샤세가 행해지며 사세의 타이밍은 1/2, 1/2, 1박자이다.

차차차는 맘보에서 발달한 춤으로 1952년 피에르 라벨르가 쿠바에서 이 춤을 배워 간 것이 계기가 되어 유럽에 알려졌다. 그 후 샤세 동작의 발소리를 흉내내어 '차차차' 라고 부르게 되었으며, 음악은 빠르고 경쾌하며, 유쾌한 파티분위기를 느끼게 해준다.

라틴 댄스 중에서 가장 최근에 규정 종목으로 채택되었고, 남녀노소를 막론하고 누구나 흥겹게 춤출 수 있는 대중적인 댄스로 오늘날 세계 각지에서 추어지고 있다.

라 차차차 샤세 (Cha Cha Cha Chasse)

샤세(Chasse)라는 말은 '사냥하다' 라는 의미로 '발을 미끄러뜨리듯 벌리다' 로 쓰인다. 동작이 룸바와 비슷한 '차차차' 는 샤세 동작을 사용하는데 룸바와 다르다.

차차차 샤세는 발을 벌리고 모았다가 다시 벌리는 3스텝으로 구성되어 있다.

샤세의 종류에는 콤팩트 샤세(Compact Chasse), 록 샤세(Lock Chasse), 론데 샤세(Ronde Chasse), 트위스트 샤세(Twist Chasse), 슬립 샤세(Slip Chasse) 등이 있다.

◆ 차트 (Chart)

도표 '볼룸 댄스 테크닉' 에서는 '발의 위치', '얼라인먼트', '회전량', '라이즈 & 폴' 등을 각 항목마다 표로 정리되어 나타나 있다.

◆ 체어 (Chair)

프롬나드의 2보째에서 첵하는 스텝으로, 의자에 앉는 자세를 닮은 데서 이러한 이름이 붙었다. 탱고의 포퓰러 베리에이션, 왈츠나 폭스트롯에서도 춘다.

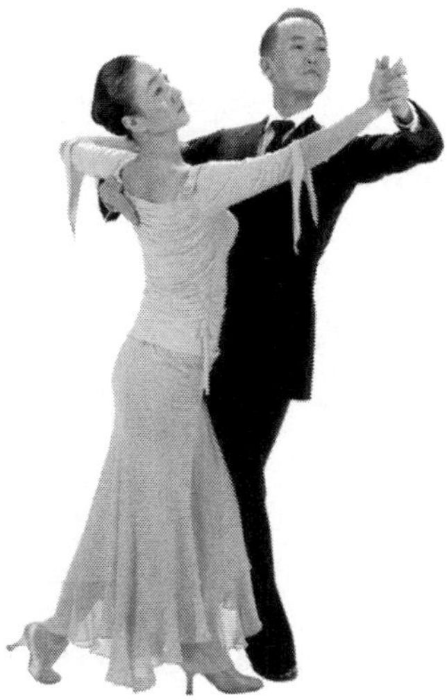

◆ 체이스 (Chase)

탱고의 피겨 명칭.
오픈 프롬나드에서 처음에 남자가, 다음에 여자가 서로 뒤쫓는 듯한 스텝이어서 이러한 이름이 붙었다.

◆ 체인 오브 턴 (Chain of Turn)

회전이 연속되는 것을 뜻한다.

◆ 체인지 (Change)

방향을 바꾸거나, 체중을 옮기는 등의 의미.

㉣ 체인지 오브 플레이스 라이트 투 레프트 (Change of Place Right to Left)

자이브의 피겨 명칭.
마주보는 자세에서 시작하여 여자를 시계 방향으로 돌려 남자의 왼쪽 방향에 오게 하는 동작.

㉣ 체인지 오브 핸드 비하인드 백 (Change of Hand Behind Back)

자이브의 피겨 명칭.
떨어진 자세에서 남자가 왼손으로 여자의 오른손을 잡고 시작해서 남자의 등 뒤에서 잡은 손을 다른 손으로 바꾸는 동작이다.

◆ 첵 (Check)

움직임을 바꾸는 동작.
전진에서 후진 또는 후진에서 전진으로 움직임을 바꾸는 스텝.

ㅅ 첵 페더 (Check Feather)

폭스트롯의 포플러 베리에이션.

훼터스텝의 3보부터 첵해서 아웃사이드 스위블(Outside Swivel), 오픈 임피더스를 춘다.

ㄹ 쳐킹 (Chugging)

자이브의 피겨 명칭.

기관차가 앞으로 나갈 때 내는 소리가 외국어로 「챠크챠크」라는 이미지로부터 만들어진 피겨.

ㅋ

◆ 카운트 (Count)

카운트란 춤을 가르치거나 연습할 때 쓰는 구령이다.

댄스는 리듬에 따라 다른 카운트를 붙인다.

룸바를 출 때는 「투 스리 포 원」이란 구령을 붙이고, 차차차는 「투 스리 포 앤 원」, 삼바는 「원 아 투」, 파소 도블레는 「원 투 스리 포 파이브 식스 세븐 에이트」, 자이브는 「퀵 퀵 퀵 아 퀵」이라고 한다.

왈츠는 「원 투 스리」, 퀵스텝은 「슬로, 퀵퀵 슬로」, 탱고는 「슬로 슬로」, 「슬로 퀵퀵 슬로」, 슬로우 폭스트롯은 「슬로」, 「슬로 퀵퀵」, 비엔나 왈츠는 「원 투 스리 포 파이브 식스」라고 한다.

◆ 카운터 프롬나드 포지션 (Counter Promenade Position)

남자 몸의 좌측과 여자 몸의 우측이 접촉하고, 그 반대쪽이 열린 포지션.

프롬나드 포지션과 반대형. 줄여서 CPP라고 한다.

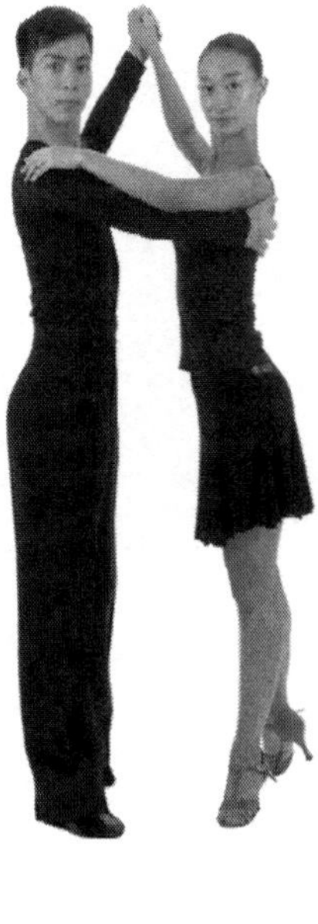

◆ 커넥션 (Connection)

파트너끼리 시선이나 신체 접촉 부위로 의사 전달하는 것. 클로즈드 홀드(Closed Hold)에서 파트너끼리 텐션(tension)을 전달하고 지속하는 것을 들 수 있다.

㉱ 커들 포지션 (Cuddle Position)

상대방이 매우 가까이 맞닿아 있는 그림자 포지션을 말한다. 자이브, 삼바, 룸바 등에서 사용되며, 플리테이션 포지션(Flirtation Position)이라고도 한다.

◆ 커리어그라피 (Choreogruphy)

무용, 발레 등을 창작하는 일.

◆ 컨트러리 보디 무브먼트 (Contrary Body Movement)

보디 액션. 전진 또는 후진으로 움직이고 있는 발의 방향으로 몸의 반대쪽이 회전하는 것. 통상 회전을 일으키는 때.

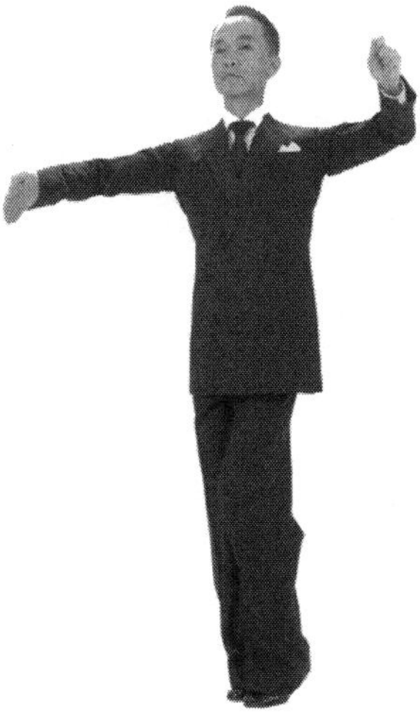

◆ 컨트러리 보디 무브먼트 포지션 (Contrary Body Movement Position)

몸의 라인을 유지하고, 서포팅 풋의 한 발을 나머지 발의 일직선상에 앞으로 딛거나 위로 놓는 동작이다. 예를 들어 'CBMP로 오른발을 앞으로 내딛는다.' 라는 말은 왼발의 일직선상에 오른발을 앞으로 내딛는 것을 표현한 말이다. 결과적으로 하나의 트랙에 두 발이 위치하여 하나의 라인을 만든다.

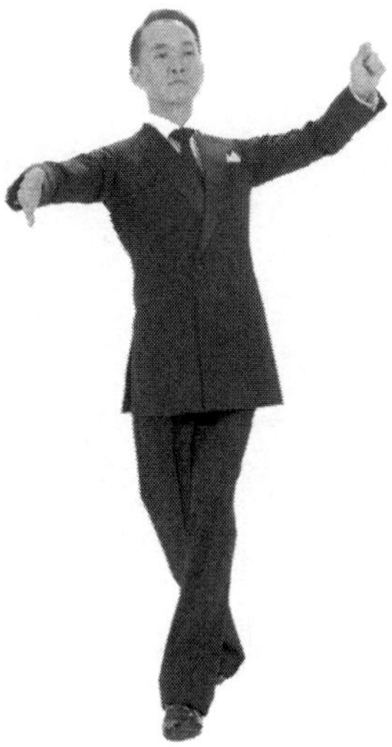

CBMP가 사용되는 것은,

(1) 모든 아웃사이드 스핀
(2) 피벗 턴에서 전방 또는 후방으로 두는 발
(3) 탱고의 클로즈드 홀드에서, 왼발을 전진하는 때 또는 오른발을 후진하는 때
(4) 프롬나드 포지션에서 전진하는 때의 남자 오른발과 여자 왼발
(5) 폴어웨이로 후진하는 때의 남자 왼발과 여자 오른발
(6) 체인지 오브 디렉션의 남녀의 제3보

대체로 이상과 같은 경우인데, 그 밖에도 콘트라 첵과 같이, 특별히 CBMP로 스텝하는 경우도 있다.

◆ 컨트러리 프롬나드 포지션 (Contrary Promnade Position)

삼바에서 사용되며, 남녀가 서로 마주보며 왼발에 체중을 두고, 오른발이 상대의 바깥쪽으로 전진하는 포지션.

◆ 컨트리 댄스 (Country Dance)

17세기 무렵 영국 농촌에서 널리 유행한 2박자의 경쾌한 사교춤이다.

◆ 케프 (Cape)

투우사가 사용하는 빨간 망토.

◆ 코르타 자카 (Corta Jaca)

삼바의 피겨 중 하나.

마주보고 서서 남자가 여자 쪽으로 강하게 밀면서 들어갔다가 다시 여자가 남자 쪽으로 밀고 들어오는 동작의 반복이다.

◆ 코르테 (Corte)

코르테는 스페인어나 포르투갈어에서 '커트'를 의미한다. 통상, 후진운동 후는 전진운동이 계속되지만, 왈츠의 리버스 코르테 혹은 호버 코르테, 탱고의 백 코르테와 같이 다음의 전진운동을 커트해서 후퇴하는 피겨를 말한다.

◆ 코리아그랩 (Choreogruphy)

무용, 발레 등을 창작하는 일.

◆ 콘택트 (Contact)

접촉함. 볼룸 댄스에 있어서는 남녀가 서로를 마주하고, 정규의 홀드를 한 때의 접촉을 말한다.

라틴에서는 신체 외에 팔의 콘택트, 아이 콘택트 등이 있다.

◆ 콘트라 첵 (Contra Check)

피겨의 명칭. '볼룸 댄스 테크닉' 의 왈츠와 탱고의 네임드 베리에이션에 기재되어 있다.

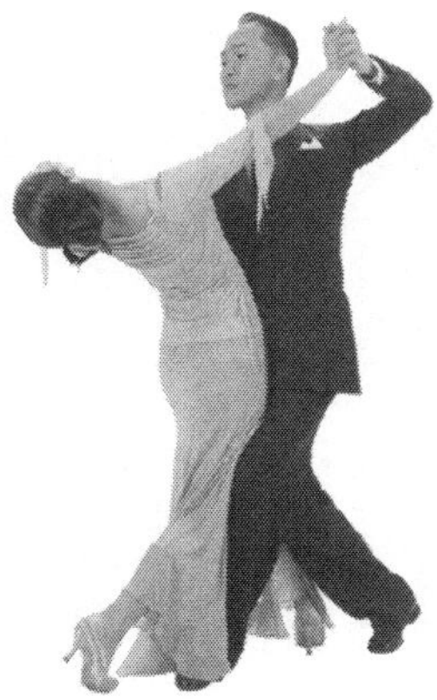

◆ 콘트라 포인트 (Contra Point)

남자가, 왼쪽 다리를 전방으로 CBM(콘트러리 보디 무브먼트)하면서 CBMP(콘트러리 보디 무브먼트 포지션)에서 토로 포인팅하는 피겨.

◆ 콘트라 프롬나드 포지션 (Contrary Promenade Position)

삼바에서 사용되며, 남녀가 서로 마주보며 오른발에 체중을 두고, 왼발이 상대의 바깥쪽으로 전진하는 포지션.

◆ 콘트라 플릭 (Contra flick)

왼쪽으로 회전하면서 체중을 제자리에 놓은 뒤, 왼발을 이용해 콘트러리 보디 무브먼트 포지션(Countrary Body Movement Position)으로 플릭하는 것을 말한다.

◆ 콘티뉴어스 (Contimuous)

동작을 계속하여 행하는 것.

◆ 콘티뉴어스 윙 (Continuous Wing)

남자는 왼쪽 다리를 축으로 하여 회전하고, 여자가 그 주위를 가볍게 내딛으며 윙 스텝을 수차례 되풀이하여 추는 것에 따라 이 이름이 붙었다.

㉑ 콘티뉴어스 힙 트위스트 (Continuous Hip Twist)

룸바 피겨의 하나.

㉑ 콤팩트 샤세 (Compact Chasse)

발의 스텝을 작게 하거나, 그 위치에서 발을 바꾸는 샤세.

㉑ 쿠카라차 (Cucarachas)

룸바의 피겨 명칭.

바퀴벌레를 발로 밟는 동작과 비슷하다는데서 유래된 것이다. 발을 옆이나 앞으로 벌려 바닥을 눌렀다가 다시 모으는 동작이다. 발을 옆으로 벌릴 때 체중은 두 발 사이에 두고 약하게 힙을 돌리는 데, 이때 힙이 다리선을 넘어가서는 안 되며 발을 옮길 때는 볼을 먼저 바닥에 대고 뒤꿈치는 나중에 댄다. 체중을 다른 발로 옮길 때는 발바닥 전체를 바닥에 댄다.

◆ 쿼터 비트 (Quarter Beats)

1/4비트. 또, 탱고에서는 이 이름의 피겨가 있고, 'Q&Q&S'로 카운트된다.

◆ 퀵 (Quick)

1비트의 타이밍을 '퀵(Q)' 이라고 한다.

4/4박자의 음악에서는 'Q' 는 1비트이고, 'S' 는 2비트이다(그러나 탱고에서는 2/4박자이기 때문에 'Q' 는 1/2비트임).

퀵스텝을 줄여서 퀵이라고 하는 경우도 있다.

◆ 퀵스텝 (Quick Step)

4/4박자로 첫 번째와 세 번째 박자에 악센트가 있으며, 1분간 50~52소절로 연주된다.

카운트는 슬로(S)와 퀵(Q)으로 하며, S는 2박자 Q은 1박자이다. S는 S&, Q는 Q&으로 나눌 수 있다. 1920년대 폭스트롯과 구분 없이 같은 계열로 영국 등지에서 추어지다가, 1923년 폭스트롯의 더 빠른 속도의 버전으로 흡수되어 퀵스텝으로 알려지게 되었다.

20세기 대중음악으로 발전한 댄스 음악은 래그타임, 원스텝, 스윙, 폭스트롯 등 재즈 계통으로 당김이 강한 리듬을 사용하였다. 퀵스텝은 비논 캐슬이 개발한 원스텝 이후 영국 왕립 무도 교사 협회에서 퀵스텝으로 발전시켰다. 퀵스텝은 크게 전진과 후진, 워크, 샤세, 스텝으로 구성된다.

㉣ 큐반 룸바 (Cuban Rumba)

정식 종목으로서의 명칭은 룸바이다. 1947년 영국에서 활약했던 쇼 댄서인 무슈 피에르가 큐반으로 건너가 춤추는 법을 배우고 영국으로 귀국하여 소개한 것이다.

㉣ 큐반 락 (Cuban Rock)

룸바의 실라바스 피겨의 하나로 오른쪽과 왼쪽다리의 체중을 이동시킨다. 카운트는 '2,3,4,1' 이지만 '2,&,3,4,1' 로 하는 것(4회 체중을 이동시킴).

㉣ 큐반 크로스 (Cuban Cross)

발의 위치에 관한 것으로 스텝하는 발의 토를 바깥쪽으로 향하게 하고, 지탱하는 발의 앞 또는 뒤로 교차시키는 모양을 말한다.
뒤쪽 발의 토와 앞쪽 발의 힐의 간격은 춤추는 피겨나 댄서자신의 신체 적성에 따라 좌우된다.

㉣ 크리스 크로스 (Crisscross)

삼바 피겨 중 하나.
열십자. 십자형. '교차되는' 이라는 뜻.

◆ 클럽 댄스 (Club Dance)

클럽에서는 원곡보다 템포를 빠르게 하고 데시벨이 높은 효과음을 사용해 흥을 북돋는 클럽뮤직을 사용한다.

클럽댄스는 그런 음악에 맞춰 추는 대중적이면서 자유로운 형식의 춤을 말한다.

◆ 클로즈드 (Closed)

대회 전체 또는 대회 일부분에 제한된 범위에서 선수만 출전할 수 있도록 하는 것을 말한다.

피겨 이름으로 클로즈드 또는 클로즈포지션으로 끝나는 경우 또는 양발을 모으고 끝나는 경우이다.

◆ 클로즈드 윙 (Closed Wing)

왈츠 피겨 중의 하나.

◆ 클로즈드 임피터스 (Closed Impetus)

왈츠, 폭스트롯, 퀵스텝의 베이식 피겨의 하나.

이전에는 단순히 임피터스라고 하면 클로즈 임피터스를 말했으나 최근에는 클로즈 임피터스, 오픈 임피터스라고 말한다.

◆ 클로즈드 체인지 (Closed Change)

왈츠의 피겨 중의 하나.

진행하려는 발을 바꿀 때 사용된다.

내추럴 피겨(Natural figure)에서 리버스 피겨(Reverse Figure)로 또는 리버스 피겨에서 내추럴 피겨로 진행할 때 사용된다.

◆ 클로즈드 턴 (Closed Turn)

제2보와 제3보에서, 양발을 모으고 회전하는 것.
오픈 턴의 대조가 되는 회전이다. 힐턴도 또한 클로즈드 턴의 한 종류이다.

◆ 클로즈드 텔레마크 (Closed Telemark)

남자 왼쪽 발을 전진시켜 오픈 턴을 하고, 그 사이 여자는 힐 턴을 한다.

◆ 클로즈드 포지션 (Closed Position)

남자와 여자가 정면으로 홀드한 위치.

◆ 클로즈드 피니시 (Closed Finish)

두 다리를 모으고 마치는 것.
주로 턴에 사용되며, 오픈 피니시의 대조로서 사용된다.

◆ 클로즈드 힙 트위스트 (Closed Hip Twist)

룸바, 차차차의 실라바스 피겨의 하나를 말함.

◆ 클로즈 스파이럴 (Close Spiral)

스파이럴의 4~6보에서 남녀가 클로즈 포지션으로 끝나는 것.

E

◆ 타이밍 (Timing)

스텝 시간의 길이(시간적 조절).

댄스에 있어서의 'S' 2비트, 'Q' 1비트, '&' 1/2비트 등의 시간적인 표현으로서, 시간의 길이는 템포의 빠르기로서 변화한다. 폭스트롯과 같이 느리게 연주되는 경우의 'S'와, 퀵스텝과 같은 빠른 연주에서는 같은 'S'라도 당연히 시간의 길이는 다르다. 또 폭스트롯과 같은 4/4박자에서는 'S'는 2비트가 되지만, 탱고는 2/4박자이므로, 같은 'S'라도 1비트가 된다.

㉣ 타임 스텝 (Time Step)

차차차 피겨 중의 하나.

◆ 타임 시그니처 (Time Signature)

박자 기호(음악의 각 소절을 구성하고 있는 비트의 수).

오선지 가로줄을 세로로 구분지은 종선과 종선 사이를 소절이라고 하고, 이 소절에 있는 비트 수로서 $\frac{2}{4}$박자, $\frac{3}{4}$박자, $\frac{4}{4}$박자라고 부른다.

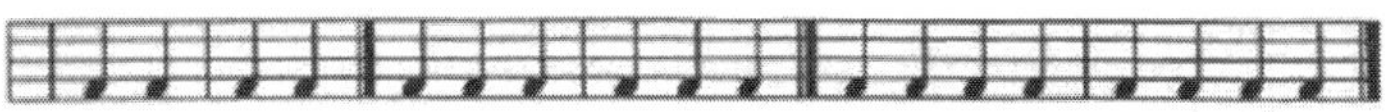

| 2/4박자 | 3/4박자 | 4/4박자 |

종목	박자	종목	박자
왈츠	4분음 3박자	룸바	4분음 4박자
탱고	4분음 2박자 (4분음 4박자)	차차차	4분음 4박자
폭스트롯	4분음 4박자	삼바	4분음 2박자
비엔나왈츠	4분음 3박자	자이브	4분음 4박자
퀵스텝	4분음 4박자	파소도브레	4분음 2박자

◆ 타임 테이블 (Time Table)

시간표. 댄스 경기나 파티 등의 진행 예정표를 말한다.

◆ 타임 밸류 (Time Value)

음악적 시간의 배분을 뜻한다. 음표나 쉼표로 표시되는 길이를 의미한다.

◆ 탭 (Tap)

볼 또는 토를 체중을 옮기지 않고 두는 동작.

탱고의 프롬나드 링크의 남자 제3보째와 같이 체중을 싣지 않고 작게 옆으로 두는 스텝이나, 퀵스텝의 우드페커 등에서 토로 플로어를 두드리는 동작을 말한다.

◆ 탭댄스 (Tap Dance)

구두 밑에 탭(Tap)이라는 쇠붙이를 붙인 구두를 신고 리듬감 있게 플로어를 쳐서 경쾌한 소리를 내며 추는 춤.

1920년대 재즈의 유행과 함께 독립적인 댄스로서 그 위상을 확립했다.

남녀가 파트너가 되어 탱고음악에 맞춰 추는데 활동적이면서도 낭만적인 분위기를 자아낸다.

◆ 탱고 (Tango)

2/4박자로 첫 번째와 두 번째 박자에 악센트가 있으며, 1분간 30~33소절의 템포로, 기본 리듬은 SS, QQ, S이다. 슬로(S)와 퀵(Q)으로 카운트하는데, S는 1박자이고, Q은 1/2박자이다.

탱고는 19세기 초 아르헨티나의 수도 부에노스아이레스에서 발생하였으며, 유럽으로 전해지면서 기법과 도형이 다양화되고 우아한 곡조로 편곡한 콘티넨탈 탱고가 탄생되었다.

특징은 스타카토를 이용한 강렬한 느낌의 동작으로 구성되며 폴과 라이즈가 없이 거의 수평이다.

◆ 탱고 포지션 앤드 홀드 (Tango Position and Hold)

처음의 포지션을 이해하기 위하여, 두 발을 모아서 벽을 향하여 서고, 이어서 두 발을 플랫으로 유지하면서 좌로 1/8회전하고, 동시에 오른발을 5~8cm 뒤로 슬립시키면 오른발의 토가 왼발등에 위치하도록 된다.

홀드는 무빙 댄스를 닮았지만, 좀 더 콤팩트하다.

(1) 남자는 여자를 자신의 약간 오른쪽에 홀드한다. 그러나 이 포지션을 강조하지 않도록 주의하여야 한다.

(2) 남자의 오른손은 여자의 등을 조금 깊이 가로질러 두게 되고, 손가락 끝은 여자의 등뼈를 약간 지나고, 앞팔의 라인은 약간 아래쪽으로 경사가 진다. 여자의 왼손은 남자의 오른쪽 겨드랑이 아래에 두고, 오른손은 남자의 왼손과 잡는다.

◆ 턴 아웃 (Turn Out)

토(Toe)를 바깥쪽으로 향해서 스텝하는 것.

◆ 턴 인 (Turn In)

토(Toe)를 안쪽으로 향해서 스텝하는 것.

◆ 텀블 턴 (Tumble Turn)

급격한 로워를 동반한 회전.

페더 피니시의 마지막 보(왼발)를 업하여서 작게 내딛고(타이밍은 SQ&Q), 급격한 로워를 행하면서 왼쪽으로 회전하는 스텝으로서, 탱고 이외의 댄스에서 사용된다.

㉣ 텐덤 포지션 (Tandem Position)

여자는 남자의 앞 또는 뒤에서 남녀가 같은 방향으로 있는 포지션.

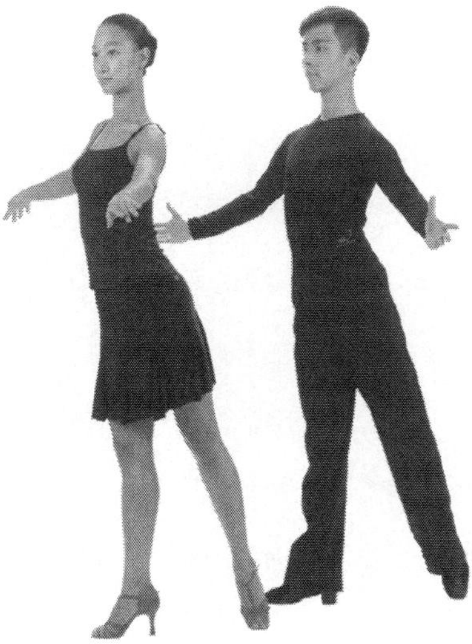

㉣ 텐션 (Tension)

남자가 여자를 잡고 있는 팔에 힘을 주면 근육이 긴장하면서 그 힘이 손을 타고 여자에게 전달된다. 이렇게 힘의 움직임을 이용하여 원하는 방향으로 여자를 리드하는 것을 텐션을 준다고 표현한다.

◆ 텔레마크 (Telemark)

스키의 회전 방법의 일종과 서로 닮은 움직임으로 해서 붙은 피겨의 명칭.

◆ 텔레스핀 (Telespin)

오픈 텔레마크와 스핀을 서로 연결시켜서 만든 피겨의 명칭.

◆ 템포 (Tempo)

음악의 빠르기.

댄스에 있어서는 1분간에 연주되는 소절수(Bar)로써 표시되고, 국제적으로 표준 템포가 정해져 있다. 1996년 현재 스탠다드 종목에서 정해져 있는 빠르기는 다음과 같다.

왈츠 ·············· 28~30소절　　룸바 ··········· 25~27소절
탱고 ·············· 31~33소절　　차차차　 ······ 30~32소절
폭스트롯 ········ 28~30소절　　삼바 ··········· 50~52소절
비엔나 왈츠　··· 58~60소절　　자이브 ········ 42~44소절
퀵스텝 ··········· 50~52소절　　파소도브레 ··· 60~62소절

◆ 토 (Toe)

발가락 끝.

◆ 토 턴드 아웃 (Toe Turned Out)

스텝하는 발의 토를 바깥쪽으로 향하게 하는 것.

◆ 토 턴드 인 (Toe Turnde In)

스텝하는 발의 토를 안쪽으로 향하게 하는 것.

◆ 토 피벗 (Toe Pivot)

양발을 대고 회전하지만 한쪽 발의 볼만으로 회전하며, 체중을 회전하는 발에다 둔 다음 맞대고 있는 발에 체중을 옮기지 않도록 하는 회전 방법.

◆ 톤 (Tone)

몸의 근육, 기관 등이 활동하기에 적합한 상태. 음악, 그림 등에서는 음조, 색조를 의미한다.

◆ 톱 (Top)

몸의 상부.

◆ 투워드 (Toward)

운동 방향을 나타내는 말.

원문을 번역할 경우에는 다음과 같이 된다.

L.F. Brush to R.F. = 왼발을 오른발로 브러시(브러시한다).

L.F. Brush toward R.F. = 왼발을 오른발 방향으로 브러시(브러시는 하지 않고, 가까이 두는 것뿐임).

◆ 트래블링 (Travelling)

계속 움직이는 것.

예를 들면, 콘트라 첵의 제1보에서부터, 전진을 더 계속하는 스텝은 일반적으로 트래블링 콘트라 첵으로 알려져 있다.

◆ 트랜스퍼 또는 리플레이스 (Transfer or Replace)

선행하는 스텝의 끝에서 바닥에 압력을 주고 머물러 있는 스텝을 말한다.

예를 들면, 클로즈드 베이식 무브먼트의 스텝 2와 5. '리플레이스'란 선행하는 스텝의 끝에서 바닥으로부터 압력이 없어진 스텝을 말한다.

예를 들면, 스리 스리의 여성의 제6보.

◆ 트위스트 (Twist)

양발을 교대로 비틀듯 하는 동작으로 비교적 예리하게 회전하는 것이 있고, 탱고의 내추럴 트위스트 턴(Natural twist turn)과 같이 양발을 같은 방향으로 회전시키는 경우와 쿠반 룸바의 힙 트위스트(Hip twist) 등에 쓰이는 허리를 꼬는 방법이 있다.

◆ 트위스트 댄스 (Twist Dance)

1960년 미국에서 생겨난 사교댄스이다.

처비체커(Chubby Checker)가 트위스트(The Twist)라는 노래를 부르면서 유행했는데, 트위스트는 남녀가 손을 잡지 않고 서로 떨어져서 몸을 뒤트는 형태이다. 발목 부분으로 몸의 균형을 잡고 가슴과 허리, 팔을 좌우로 흔들면서 추는 춤이다.

트위스트를 기반으로 해서 고고(Gogo)와 스윙(Swing), 림보(Limbo) 등의 스텝이 창안되었다.

◆ 트위스트 샤세 (Twist Chasse)

차차차 피겨의 하나.

허리를 중심으로 상체보다 힙을 더 비트는 동작.

오른쪽 힙을 왼쪽 힙보다 더 앞으로 내밀며 허리를 많이 비틀수록 멋있는 동작이 된다.

◆ 트위스트 턴 (Twist Trun)

남자가 오른발을 왼발 뒤에서 교차하고, 오른쪽으로 회전하면서 그 교차를 푸는 때에, 여자가 그 둘레를 걷는 회전.

피겨로서는 폭스트롯과 탱고의 내추럴 트위스트 턴, 왈츠의 레프트 휘스크의 속행 등이 있다.

◆ 트위스트 힙 무브먼트 (Twist Hip Movement)

힙 무브먼트의 일종으로 몸은 항상 자연스럽고 곧게 유지된 채, 힙에서 일어나는 트위스트 동작.

◆ 트위스팅 (Twisting)

회전이 오직 힙에서만 일어날 때 사용하는 기술.

왼쪽 힙을 오른쪽 힙보다 더 많이 내밀어 서로 꼬인 상태가 되는 것을 말한다.

◆ 트윙클 (Twinkle)

'후진, 닫음(또는 거의 닫음), 전진' 또는, '전진, 닫음(또는 거의 닫음), 후진' 하는 동작.

'반짝이다' 라는 뜻이 있고, 추는 사람의 발이 가볍게 움직이는 것을 가리키는 경우도 있다.

◆ 티플 (Tipple)

팁시와 마찬가지의 의미에서 붙은 이름.

타이밍은 SQQS.

◆ 티플 샤세 (Tipple Chasse)

티플은 '술을 많이 마신다' 란 의미.

샤세에서 회전하면서 록으로 들어가는 이미지가 술을 마신 발의 움직임과 닮았다는데서 붙여진 명칭.

◆ 팁시 (Tipsy)

그 스텝이 취해서 비틀거리는 물새떼의 발걸음으로 보이는 데에서 붙은 이름.

타이밍은 Q&Q.

ㅍ

파소 도블레 (Paso Doble)

2/4박자로 첫 번째 박자에 악센트가 있으며, 1분간 60~62소절의 템포로 카운트는 1, 2, 1, 2 또는 1, 2, 3, 4이다.
파소 도블레는 스페인에서 유래되었으며, 투우 광경을 나타내는 댄스로 파소(Paso)는 스텝을 의미하며, 도블레(Doble)는 Double을 의미하여, 2배의 빠른걸음으로 속도 있고 강한 동작으로 표현한다.
라틴댄스 가운데 유일하게 아프리카 리듬의 영향을 받지 않고, 스페인 집시들의 플라멩코의 영향을 받아 집시들에 의해 온 유럽에 퍼져나갔다.

파소 도블레 샤세 (Paso Doble Chasse)

발을 옆으로 벌렸다가 모으고 다시 벌리는 차차차와 자이브 샤세는 '세 걸음 샤세' 이지만, 파소 도블레 샤세는 두 걸음 샤세이다. 오른쪽 방향으로 진행하면 오른쪽 샤세, 왼쪽으로 진행하면 왼쪽 샤세라고 한다.

◆ 파트너 인 라인 (Partner in Line)

파트너와 마주하여 앞 또는 뒤로 스텝하는 것.
예를 들면, 페더 스텝 남자 제3보째와 같이 OP로 전진한 뒤의 왼발은 파트너 인 라인이다.

◆ 파트너 아웃사이드 (Partner Outside)

파트너를 오른쪽 바깥으로 하여 후퇴하는 것.

◆ 파트 웨이트 (Part Weight)

스텝을 할 때 체중이 양발의 중간에 있는 것.

◆ 팔로우 (Follow)

일반적으로 남성의 리드에 여성이 따라가는 것을 말한다.
반대 개념은 리드(Lead)이다.

◆ 팔로우 스텝 (Follow Step)

양쪽 발의 발끝으로 가능한 조금씩 움직이는 것.

◆ 팬 (Fan)

룸바, 차차차의 피겨 명칭.
부채가 펴져 있는 모양과 닮아있는 데서 붙여진 명칭.

◈ 팬 포지션 (Fan Position)

룸바나 차차차의 기본 포지션의 하나로 여자가 남자의 왼쪽에서 남자에게 직각으로 향하여 왼쪽 발을 뒤로 하여 부채꼴 모양으로 선 모양.

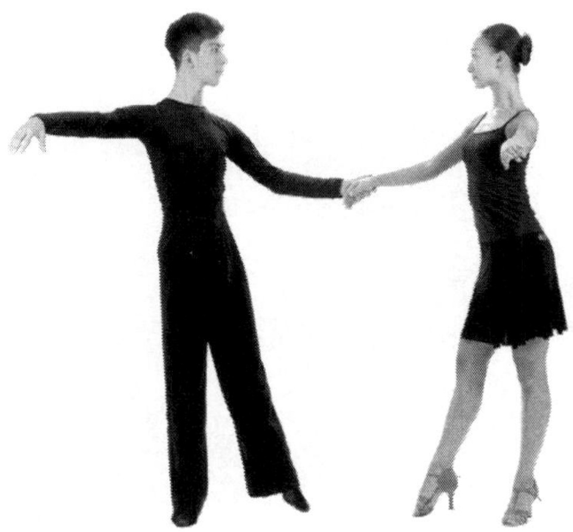

◆ 펑키 (Funky)

1950년대 후반 유행한 재즈 용어.

'흑인의 체취' 라는 뜻을 가진 은어로, 재즈 연주를 할 때 흑인 특유의 감성과 선율이 잘 드러날 경우 '펑키한 연주' 라는 표현을 한다.

◈ 펜듈럼 액션 (Pendulum Action)

시계추처럼 좌우로 흔들리는 동작.

◆ 펜듈럼 스윙 (Pendulum Swing)

진자 운동을 말하는데, 주로 왈츠의 스윙이 여기에 해당되지만, 탱고를 제외한 다른 무빙 댄스에서도 피겨에 따라서 포함된다.

◆ 펜싱 라인 (Fencing Line)

파소 도블레와 룸바에서 사용되는 피겨.

프롬나드 포지션(Promenade Position)에서 남자가 오른쪽 무릎을 굽혀 오른발을 전진하면서 왼팔을 앞으로 뻗어 마치 펜싱 경기의 찌르기 자세처럼 보이는 것을 말한다.

◆ 펠로 (Fellow)

댄스교사 자격으로 가장 위의 등급명. 교사 자격은 어소시에트, 멤버, 라이센 시에이트, 펠로 라는 4등급이 있다.

◆ 포 스텝 (Four Step)

4박자로 PP 상태로 만드는 데 사용하는 용어.

◆ 포워드 락 (Foward Lock)

오른발을 앞으로 스텝한 다음 그 뒤로 왼발을 끌어당겨 허벅지를 밀착시키는 동작을 말한다.

◆ 포이즈 (Poise)

양발에 대한 상체의 위치. 즉, 춤을 추고 있는 커플의 상체와 발과의 밸런스가 잘 취하여지고, 올바른 자세를 유지하는 것을 의미한다.

남자: 머리는 들고 똑바른 자세로 선다. 몸은 허리를 죄어 긴장시키고, 체중은 다리의 볼 방향으로 앞으로 유지하고, 어깨는 편안하게 하고, 무릎은 아주 조금 구부린 자세를 취한다.

여자: 똑바른 자세로 서고, 몸은 허리를 죄어 긴장시키고, 몸통의 상부와 머리는 약간 뒤로 그리고 왼쪽으로 유지하며, 무릎은 아주 조금 구부리고, 체중을 다리의 볼에 둔다.

◆ 포지션 오브 피트 (Position of Feet)

한쪽 발에 관련한 다른 쪽 발의 위치.

즉, '전진' '후진' '옆으로' '비스듬히 앞으로' '비스듬히 뒤로' 등으로, 그 밖에 발의 위치에 포함되는 용어에는 CBMP, PP, OP, 사이드 리딩, 작게, 크게 등이 있다.

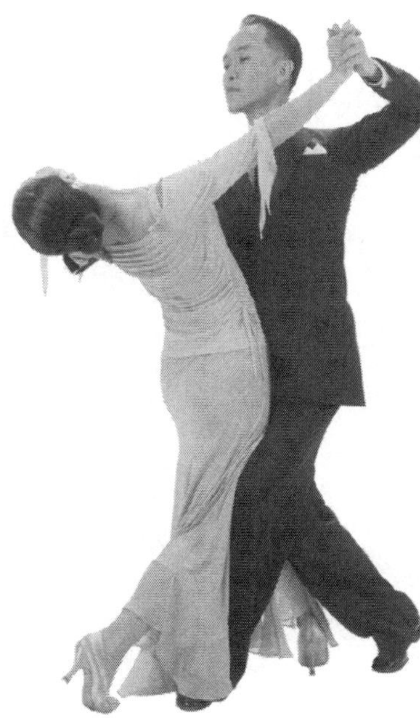

◆ 포워드 체인지 (Forward Change)

클로즈드 체인지.

◆ 포인트 (Point)

체중을 싣지 않고 토만을 플로어에 대는 것.

◆ 포인팅 (Pointing)

얼라인먼트의 용어로서, 몸과 발끝이 다른 방향을 가리키고 있는 때를 포인팅이라고 하고, '볼룸댄스 테크닉' 에서는 '포인팅(향하여)' 로 표기되어 있다.

예를 들면, 왈츠의 내추럴 턴의 여자 제2보는, 몸은 중앙사면이지만, 발은 LOD를 향한다. 이와 같은 경우에 '오른발은 LOD를 포인팅(향하여)' 이 된다.

◆ 포퓰러 베리에이션 (Popular Variation)

일반적으로 잘 사용되는 베리에이션으로서, 기본 피겨에서 발전한 베리에이션을 말한다.

◆ 폭스트롯 (Foxtrot)

4/4박자로 첫 번째와 세 번째 박자에 악센트가 있으며 28~30소절의 템포이다.

1914년 미국의 해리폭스라는 사람이 창안한 것으로 알려진 이 댄스는 폭스가 뉴욕극장에서 댄스 쇼를 할 때 말의 걸음걸이를 흉내 내어 고안했다 하여 그의 이름을 따 폭스트롯이라 불리게 되었다.

여러 지역에서 리듬댄싱이나 블루스로 불린다. 오늘날 폭스트롯은 영국식 트롯이 변형과 개정을 통하여 1970년 테크닉 개정을 해오던 ISTD, ICBD에 의해 만들어진 것이다.

◆ 폴리 리듬 (Poly Rhythm)

두 가지 이상의 리듬을 동시에 사용하는 것.

◆ 폴어웨이 (Fallaway)

PP로 후방으로 이동하는 것.

㉣ 폴어웨이 스로웨이 (Fallaway Throway)

자이브 실라버스 피겨의 하나.

마주보는 정상 홀드자세에서 시작하여, '내던진다'는 뜻으로 폴어웨이 록을 한 후 여자를 남자의 왼쪽으로 보내면서 떨어진 샤세로 끝난다.

㉣ 폴어웨이 포지션 (Fallaway Position)

자이브, 파소 도블레에서 사용되며, PP에서 후진으로 스텝할 때의 위치를 말한다.

◆ 폴카 (Polka)

1840년대, 보헤미아 지방(현재의 체코)에서 추게된 춤으로서, 현재의 탱고, 퀵스텝, 삼바에 커다란 영향을 주었다고 한다.

◆ 폴카 바운스 (Polka Bounce)

걸음마다 가벼운 탄력을 주는 폴카의 기본적인 동작.

◆ 폴카 포인트 (Polka Point)

가볍게 뛰면서 한쪽 발을 포인트 하는 것.

◆ 풀 스텝 (Pull Step)

힐턴의 일종이다.

힐턴과의 차이는 한쪽 발의 뒤꿈치로 회전을 행할 때 한쪽 발을 천천히 끌어오고 거의 회전이 끝날 때쯤 옆으로 놓고, 거기에 체중을 옮겨 체중을 지지하여 회전한 발이 다음 스텝으로 들어가는 것이다.

이 회전은 뒤꿈치로 회전을 하는 것이지만 강하게 3/8이상 회전을 하는 경우는 볼로 회전한 후에 뒤꿈치에 체중을 옮겨 계속한다.

◆ 풋 라이즈 (Foot Rise)

발목의 힘을 이용해 몸을 위로 끌어 올리는 상태이다.

즉, 토(Toe)로 체중을 받치면서 볼(Ball)과 힐(Heel)을 위로 올려 몸을 움직이는 동작이다.

◆ 풋 워크 (Foot Walk)

발을 쓰는 기술로 마루에 접촉하는 발바닥 각 부분을 놓는 방법과 쓰는 방법이다.

풋 워크를 설명할 때 토(T), 볼(B), 힐(H), 인사이드 에지(IE), 아웃사이드 에지(OE.), 홀풋(WF.), 풋 플랫(FF.) 등이다.

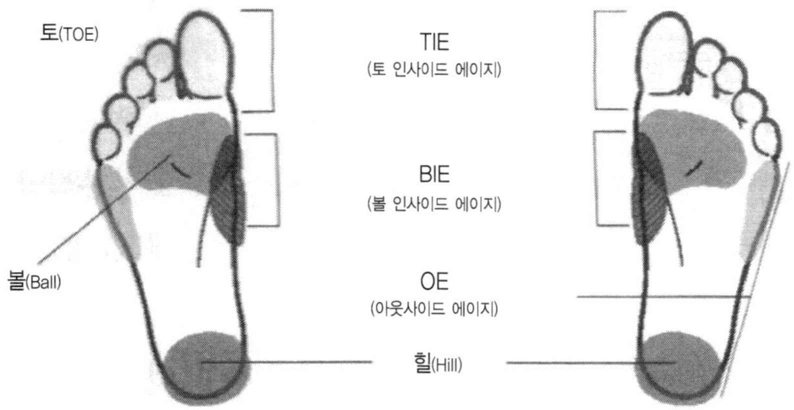

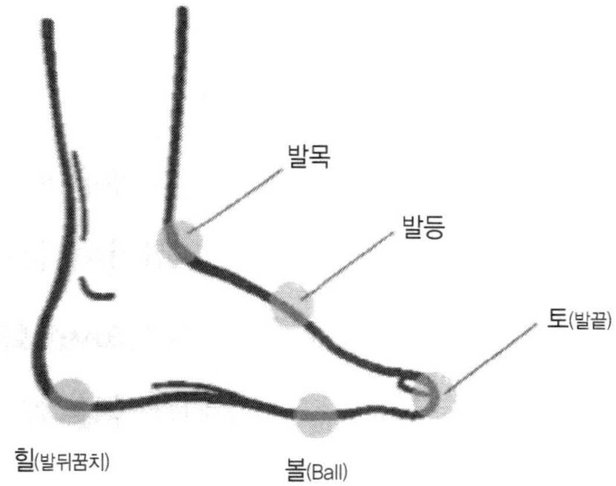

◆ 풋 체인지 (Foot Change)

발을 바꾸는 방법.

남녀가 똑같은 발이 될 때 또는 급스피드의 조정 등에 사용된다.

◆ 풋 포지션 (Foot Position)

한쪽 발에 대한 다른 발의 위치

전진, 후진, 옆 또는 OP, CPP, CBMP 등의 조건이 있을 때도 있다.

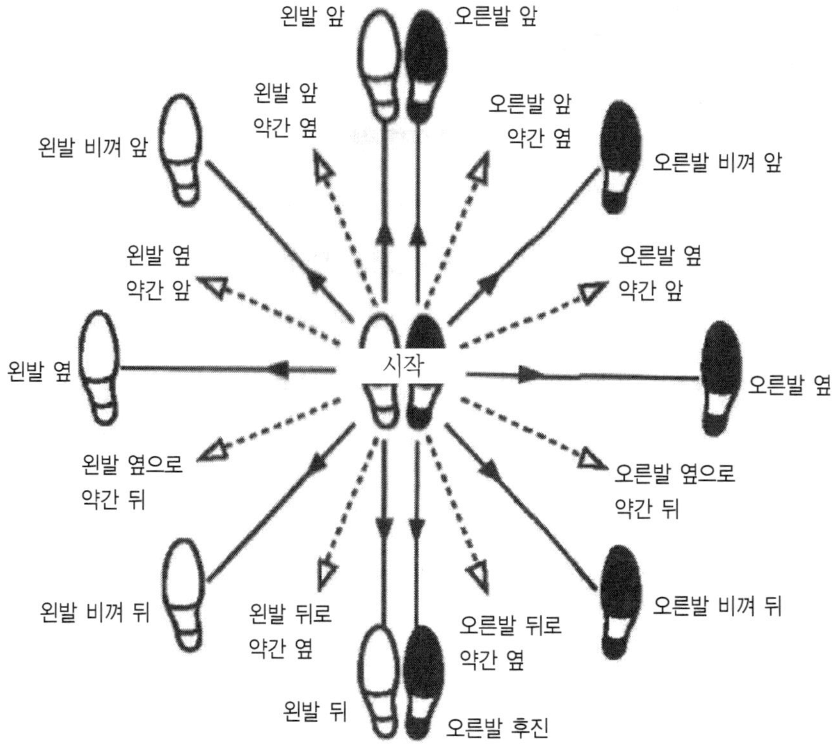

㉣ 풋 플랫 (Foot Flat)

발바닥 전체가 바닥에 접촉되어 있는 상태.

◆ 프레이징 (Phrasing)

피겨의 스텝 수를 음악의 프레이즈(Phrase)에 맞추는 것을 말함. 파소 음악의 프레이즈는 2마디이기 때문에 대부분의 피겨는 프레이즈에 맞추어 카운트가 4, 8 또는 16으로 끝난다.

◆ 프로그레시브 (Progressive)

'진행성' 이라는 의미로 피겨 명칭의 일부로서 사용되고 있다.

◆ 프롬나드 (Promenade)

'산책, 산보' 의 의미.

PP로 전진할 때에 사용되는 명칭.

◆ 프롬나드 포지션 (Promenade Position)

남자의 오른쪽과 여자의 왼쪽이 접촉하고, 몸의 반대쪽이 V자 모양으로 열린 형. PP라는 약어가 사용된다.

◆ 프레슈어 (Pressure)

'압박하다', '누르다' 등의 의미.

풋 워크 용어의 하나로서, 컨트롤을 위하여, T, H 등으로 압력을 주는 일(추진력을 얻기 위하여 플로어를 누르는 경우에도 사용된다).

◆ 프레스 라인 (Press Line)

발을 앞으로 스텝하면서 만들어지는 라인.

왼발이나 오른발을 조금 크게 볼로 전진할 때, 스텝한 발의 무릎을 굽히면서, 힐은 바닥으로부터 완전히 떨어져 체중을 발끝에다만 둔 라인.

이때 뒤에 무릎은 충분히 펴준다.

◆ 프레스드 백워드 워크 (Pressed Backward Walk)

음의 전반 반박자에 스텝을 작게 하고 무릎을 구부린 상태에서 체중의 절반을 싣고 볼을 뒤로 한다.

음이 끝날 마지막 반박자에 발의 체중을 전부 두고 힐을 낮추면서 무릎을 쭉 편다. 예를 들면, 남자의 내추럴 탑의 1보 큐반 크로스 포지션.

◆ 프레스드 포워드 워크 (Pressed Forward Walk)

음의 전반 반박자에 스텝을 작게 하면서 무릎을 구부린 상태에서 체중의 절반을 싣고 볼을 앞으로 한다.

음이 끝날 마지막 반박자에 발의 체중을 전부 두고 힐을 낮추면서 무릎을 쭉 편다.

◆ 프리 댄스 (Free Dance)

일정한 룰에 얽매이지 않고 자유롭게 출 수 있는 춤.

예를 들면 룰이 정해져 있는 스탠다드 댄스에 비해 라틴아메리카 댄스는 프리 댄스에 가깝다.

㉣ 플라멩코 (Flamenco)

15세기 무렵부터 발달한 스페인 안달루시아 지방 집시들의 춤과 음악. 춤에는 바일레 플라멩코(Baile Flamenco), 음악에 대해서는 칸테 플라멩코(Cante Flamenco)라고 한다.

플라멩코의 3대 요소는 춤을 뜻하는 엘 바일레(el Baile), 노래를 뜻하는 엘 칸테(el Cante), 기타를 뜻하는 엘 토게(el Togue)를 일컫는다. 또한 플라멩코의 분위기도 세 가지로 나눌 수 있다. 죽음과 절망 등을 다뤄 비장감을 동반하는 것, 음악에 동양적 색채가 가미되거나 감동을 일으키는 것, 그리고 사랑과 삶의 기쁨을 이야기하는 것이다.

플라멩코는 단지 음악뿐 아니라 집시 문화와도 밀접한 관계가 있다. 여성 무용수를 뜻하는 '바일라 오라(Bailaora)', 남성 가수를 뜻하는 '칸타오르(Cantaor)', 여성 가수를 뜻하는 '칸타오라(Cantaora)'가 있다. 기타 반주는 '기타리스터(Guitarister)' 또는 '토카오르(Tocaor)'라고 한다.

㉣ 플라멩코 탭스 (Flamenco Taps)

파소 도블레의 피겨 명칭. 플라멩코 댄스의 이미지로 발끝으로 마루를 두드리는 동작의 피겨.

㉦ 플렉컬 (Fleckerl)

비엔나 왈츠의 피겨 명칭.

그 자리에서 오른쪽 또는 왼쪽으로 회전하는 피겨로서, Fleck(플렉크)에는 독일어로 '장소'라는 의미가 있다.

◆ 플렉스 (Flex)

구부림(무릎을 구부리는 경우에 사용됨).

◆ 플로어 크래프트 (Floor Craft)

플로어 사용법을 의미한다.

◆ 플릭 (Flick)

서포팅 풋의 후방 또는 전방으로, 다른 발의 무릎부터 그 아래를 날렵하게 흔들 듯이 움직이는 것.

㉣ 플릭 볼 체인지 (Flick Ball Change)

삼바에서 풋 체인지 방법의 하나며, 자이브에서는 포인트 볼 체인지라고 하며 링크의 1, 2보를 바꿀 때나 그 외 방법으로 사용되고 있다.

◆ 플릭커 (Flicker)

두 발의 볼에 체중을 싣고, 발꿈치를 재빠르게 열고 닫는 동작.

◆ 피겨 (Figure)

보통 2보 이상의 스텝이 서로 짜여진 것.

피겨에는 각각 베이식 피겨, 스탠다드 베리에이션, 네임드 베리에이션, 그 밖의 몇 가지의 베리에이션으로 나누어진다.

◆ 피시테일 (Fishtail)

피겨의 명칭으로, 물고기가 꼬리지느러미를 흔드는 동작과 닮아서 이러한 이름이 붙었다.

◆ 피벗 (Pivot)

발을 전방 또는 후방으로 스텝하고, 다른 발을 CBMP로 유지하고, 한쪽 발만으로 행하는 회전.

◆ 피벗 턴 (Pivot Turn)

체중을 두고 있는 발을 축으로 회전하는 동작.
대개 1/2회전이나 그 이하의 회전을 한다.
연속 회전을 시도할 때는 축이 되는 발을 매번 바꾼다.

◆ 피벗팅 액션 (Pivoting Action)

피벗을 닮은 동작. 남자가 내추럴 피벗을 추는 때에 CBMP를 유지하지만, 여자는 남자와의 포지션 때문에 뒷발이 CBMP를 유지할 수 없게 되어, 피벗을 닮은 동작이 된다.

◆ 피피 (PP)

프롬나드 포지션(Promenade Position)의 약어.

ㅎ

㉣ 하키스틱 (Hockey Stick)

룸바, 차차차의 피겨 명칭.

여자의 스텝 진행방향이 하키스틱과 모양이 비슷하기 때문에 붙여진 명칭.

◆ 하프 비트 (Half Beat)

1비트를 둘로 나눈 것.

◆ 하프 샤세 (Half Chasse)

보통 샤세와 같이 3보로 구성되어 있으며 제1보는 열고, 2보는 양발을 반은 닫고, 3보는 여는 동작. 오픈 샤세라고도 하며 주로 빠른 음악이나 빠른 동작에 사용된다.

예를 들면, 퀵스텝의 티플 샤세, 차차차 샤세(4&1), 자이브 샤세(Q&Q) 등.

㉣ 핸드 쉐이크 홀드 (Hand Shake Hold)

남녀가 마주보고 오른손과 오른손을 잡는 것.

쉐이크 핸드 홀드라고도 한다.

㉣ 핸드 스핀 (Hand Spin)

파소 도블레의 베리에리션 중 하나.

남자가 들어올린 손 밑에서 여자가 스핀하는 것을 말한다.

◆ 핸드 투 핸드 (Hand to Hand)

룸바, 차차차의 피겨 명칭.

남자가 오른손으로 여자의 왼손을 잡고 마주보는 자세에서 시작하여, 손과 손을 잡고 나란히 서는 동작을 반복하는 스텝.

◆ 허슬 (Hustle)

디스코의 기본이 되는 춤.

라틴 허슬, 뉴욕 허슬, 캘리포니아 허슬 등 여러 가지 변형이 있다.

◆ 헤드 플릭 (Head Flick)

탱고에서 볼 수 있는 동작으로 머리를 재빠르게 좌우로 흔드는 것을 말한다.

◆ 헤어 핀 (Hair Pin)

U자형의 커브를 말한다.

예를 들면, 회전량이 많은 커브드 훼더와 같은 피겨에 이 이름이 붙는다.

◈ 헤지테이션 (Hesitation)

머뭇거림. 주저함의 의미로서, 피겨 또는 피겨의 일부가 정지되고, 체중이 1비트 이상 한쪽 발에 머무르는 것.

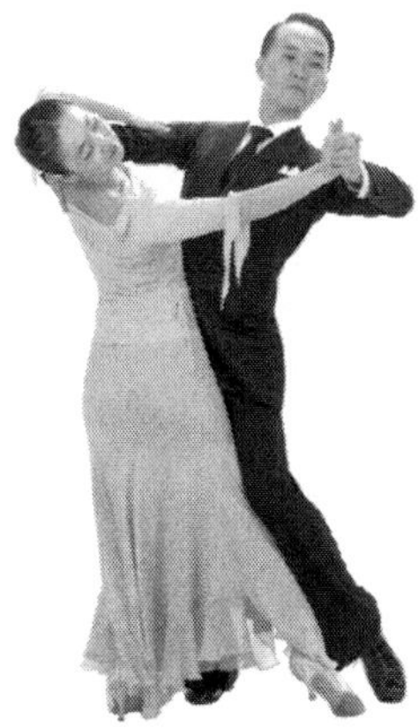

◆ 호버 (Hover)

새나 헬리콥터가 공중에서 떠 있는 동작을 말한다.

◈ 호버 코르테 (Hover Corte)

왈츠의 베리에이션 중 하나.

호버(Hover)한 상태에서 오른발을 뒤에 유지하면서 추는 리버스 코르테(Reverse Corte)를 말한다.

◈ 호스 앤 카 (Horse and Cart)

룸바, 차차차의 피겨 명칭.

자동차를 끄는 말의 이미지로부터 남자를 축으로 해서 회전하는 피겨.

◆ 홉 (Hop)

가볍게 뜀.

◆ 휴잇 (Huit)

파소 도블레의 피겨 명칭.

프랑스어로 '여덟(8)'을 뜻하며, 여자가 8자를 쓰는 것과 같은 움직임으로부터 명칭이 붙여진 것.

◆ 힌지 (Hinge)

피겨의 명칭.

레프트 휘스크에서 발전한 픽처 스텝으로, 상체는 스로어웨이 오버스웨이로서 같은 형이지만, 여자의 발만이 바뀌어 밟게 된다.

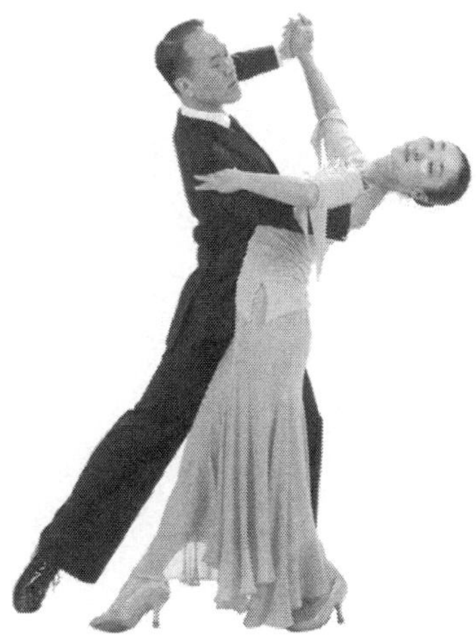

◆ 힐 (Heel)

발꿈치. '볼룸 댄스 테크닉'에서는 H로 표시되어 있다.

◆ 힐 리드 (Heel Lead)

전진 워크에서 스텝한 발이 바닥에서 떨어질 때 의식적으로 토를 조금 들면서 힐부터 바닥에 놓는 동작.

◆ 힐 바운스 (Heel Bounce)

양발 뒤꿈치를 위아래로 움직이는 동작이다.

◆ 힐 턴 (Heel Turn)

회전은 스텝한 발의 볼로 시작하고, 이어서 힐로 계속된다. 클로즈하는 발은 평행으로 유지하고, 회전이 끝난 때, 체중은 클로즈한 발로 옮긴다.

㊕ 힐 풀 (Heel Pull)

남성이 사용하는 스텝으로 힐턴의 일종이다.

후진된 발의 힐로 회전을 행하고, 그때 끌어당기는 발은 클로즈하지 않고, 지탱하는 발의 옆에 약간 떨어뜨려 놓는다. 한쪽 발의 힐을 마루에서 떼지 않고 이동시키는 동작.

㊕ 힐 피벗 (Heel Pivot)

남성이 이용하는 스텝으로, 회전은 후퇴한 오른발의 볼로 시작하고, 이어서 힐로 계속된다. 클로즈하는 발은 평행으로 유지하고, 회전이 끝난 때에, 체중을 클로즈한 발로 옮긴다.

㊕ 힙 무브먼트 (Hip Movement)

라틴에서 사용되는 힙동작으로 스텝한 발에 전 체중을 놓을 때 힙은 체중을 지탱하고 있는 발의 방향으로 움직이는 것.

㉣ 힙 범프 (Hip Bump)

자이브의 피겨명.
범프는 '부딪친다' 의 의미.

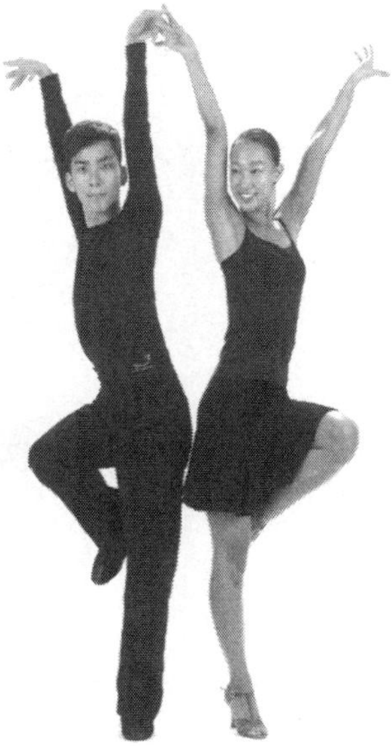

◆ 힙합 (Hip Hop)

힙합은 대중음악의 한 장르인 동시에, 보다 자유스럽고 즉흥적인 형태의 패션 · 음악 · 댄스 · 노래, 나아가 의식까지도 지배하는 문화 전반에 걸친 흐름을 가리키는 말이기도 하다. 힙합이란 말은 '엉덩이를 흔들다' 는 말에서 유래했다. 1970년대 후반 뉴욕 할렘가에 거주하는 흑인이나 스페인계 청소년들에 의해 새롭게 형성되었으나, 1990년대에는 미국을 대표하는 '힙합 스타일' 로서 전 세계에 유행하게 되었다. 힙합은 주로 네 가지 요소로 설명되며, 이들은 바로 빠른 비트에 이야기하듯 노래하는 랩, LP레코드판에 의한 스크래치 잡음과 믹서 등으로 음향효과를 주는 디제잉, 거대한 낙서 미술인 그래피티, 랩에 맞춰 곡예 같은 춤을 추는 브레이크 댄스이다.

◈ 휘스크 (Whisk)

드레스의 소매 등을 날렵하게 펄럭인다는 의미로 남녀가 PP가 되어 남자는 왼발을 여자는 오른발을 뒤로 교차시키는 것.

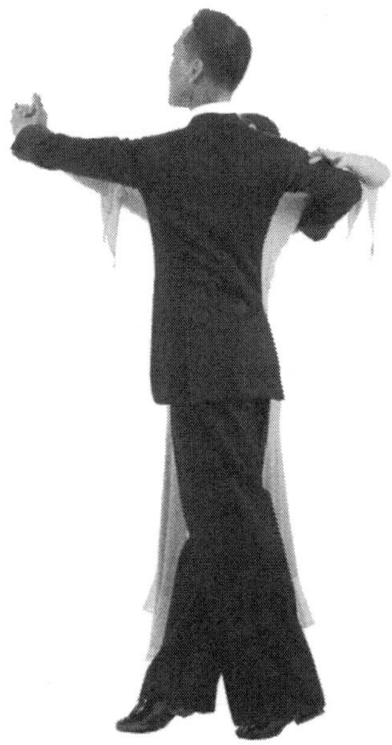

02장 댄스스포츠의 기술을 위한 포인트

1 「LOD」와 「새로운 LOD」

LOD(Line Of Dance)는 춤을 추면서 나가는 방향선으로 무도선이라고도 하며 시계 도는 반대 방향으로 추는 것이 원칙이다. 이 원칙을 지키며 추는 것이 댄스스포츠다.
코너(90°)를 돌아 진행방향이 바뀌었을 때 지금까지 진행해 왔던 LOD에 대해서 다음으로 진행해 가는 LOD를 새로운 LOD라고 부르며 나가는 방향이 바뀐 것을 표기한다.
그러나 유일하게 새로운 LOD가 없는 것은 비엔나 왈츠다. 비엔나 왈츠는 보통 회전하지 않으면서 로어를 원 그리듯이 추기 때문에 코너를 도는 것이 없기에 「새로운 LOD」가 없다고 말한다.

2 풋 워크(foot work)의 기본

풋 워크는 스윙 댄스(Swing Dance)의 경우 전진은 '힐(Heel)' '토(Toe)', 후진은 '토(Toe)' '힐(Heel)', 탱고의 경우는 전진은 '힐(Heel)' 후진은 '볼(Ball)' 이지만 실제로는 전부 풋 워크(foot work)가 숨겨져 있다.

예를 들면 내추럴 턴(Natural turn)의 1보째를 힐(발뒤꿈치)을 붙인 후 곧 '토(Toe)' 가 되는 것이 아니고 정확하게 힐(Heel)이 닿은 후 플랫(flat)의 상태가 되고 다음의 스텝을 내딛으면서 토(toe)가 사용된다. 같은 모양으로 TH=토-플랫-힐 HB=힐-플랫-볼 전부 플랫이 있다고 본다.

3 「to」「with」「and」「from」 표기의 의미

테크닉 북(Technic book)을 바르게 읽기 위해서는 「to=~에」, 「with=~을 수반한」, 「and=~와」, 「from=~로부터」라고 표기의 의미를 이해하는 것이 중요하다.
예를 들어 to R(라이트 Right)는 「오른쪽으로」, to L(레프트 Left)는 「왼쪽으로」, ~from PP는 「프롬나드 포지션(Promenade position)으로부터 시작하는~」이 된다.
또 PP로 후진하는 것을 「폴어웨이로 후진」이라고 하는 것도 중요하다.

4 방향(Direction)과 정렬(Alignment)의 차이

댄스에 관계된 용어는 많지만 우선 방(무용실 볼룸) 또는 댄스 플로어 방향에 대한 명칭과 LOD의 관계를 이해해야 한다.
왼쪽 그림은 댄스 플로어와 LOD의 관계를 나타낸 것이다.
LOD는 방의 벽면 또는 플로어의 선을 따라 왼쪽 방향으로 춤을 추면서 진행되어 있다.

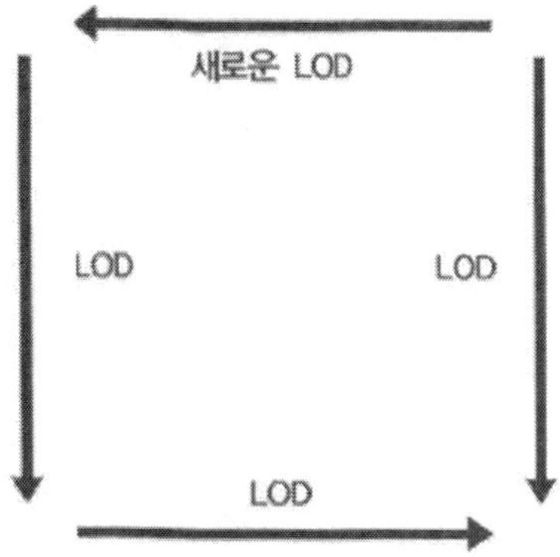

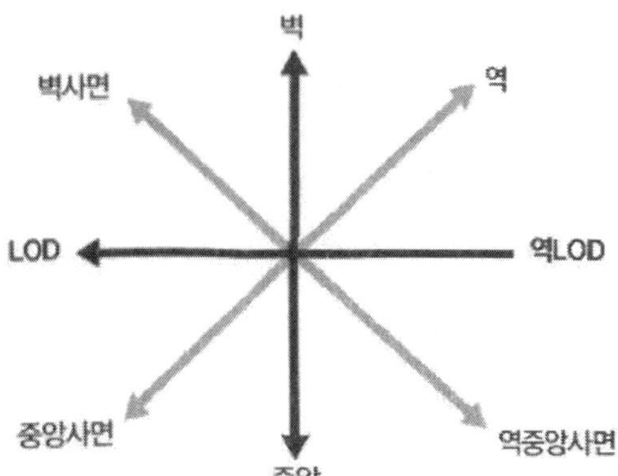

LOD방향을 향해서 섰을 때 오른쪽이 「벽(Wall)」 방향이라 하고, 왼쪽 측은 「중앙(Center)」이라고 한다.

「중앙」은 방 또는 플로어를 뜻하는 것이 아니므로 보통 「중앙방향」이라고 하지 않고, 「벽」, 「중앙」이라고 한다.

「LOD, 벽, 중앙」만으로는 방향을 표시할 수 없으며 그림과 같이 45도 각도로 방향이 정해질 때 「LOD와 벽의 중간」, 「벽과 벽의 중간」과 같이 표현된다.

즉, 얼라인먼트는 발(발끝)이 향하고 있는 방향이고, 디렉션은 다리 및 신체가 움직이는 방향이다. 얼라인먼트를 표기할 경우 세 가지 용어로 사용된다.

1) 마주하고(면하여) : 발끝의 방향과 움직이는 방향이 같으면서 다음 동작이 전진할 때 사용된다.
2) 등을 지고(배면하여) : 발끝의 방향과 움직이는 방향이 같으면서 다음 동작이 후진할 때 사용된다.
3) 향하여(포인팅) : 발끝의 방향과 다리의 움직이는 방향이 다를 때이다. '향하여' 라고 표기되는 것은 회전을 동반한 스텝으로 안쪽으로 도는 것을 의미하며 발끝이 LOD를 향하고 나서(향한 다음) 신체가 회전하므로 발끝의 방향과 신체의 방향이 달라져오므로 「향하여(향하게 하여)」 하는 표기를 한다. 즉, 「마주하고」, 「등지고」라고 쓰여 있는 것은 얼라인먼트(Alignment, 정렬) 그것이 없는 것은 디렉션(Direction, 방향)이다.

5 피겨, 아말가메이션과 루틴

춤을 춘다는 것은 음악에 맞춰 몸 전체를 움직이는 것으로 춤을 즐기려면 다양한 피겨(Figures)들을 구사할 수 있어야 한다. 각 춤의 기본을 이루는 피겨들은 보통 2보 이상의 스텝이 짜여진 것으로 댄스용어로 '베이식 피겨' 라고 한다.

이 베이식 피겨들이 정해진 순서대로 추어졌을 때 그것들은 아말가메이션(Amalgamation)이 되며 여러 개의 다양한 아말가메이션이 합쳐졌을 때 이를 루틴(Routine)이라 한다. 예를 들면 왈츠에서 내추럴턴 - 클로즈드 체인지 - 리버스턴 탱고에서 워크(좌 · 우) - 프로그레시브 링크 - 클로즈드프롬나드 등으로 연결된 것을 아말가메이션이라 한다.
데먼스트레이션, 경기회 등의 목적을 위하여 스텝과 스텝을 조화있게 연결하여 수종의 피겨나 베리에이션으로 동작의 순서를 구성하는 것을 루틴이라 한다.

6 댄스스포츠를 위한 10가지 Tip

❶ 비트 앤 바(Beat and Bar)

카운트를 할 때 음악의 '소절(Bar)' 수와 함께 카운트하는 방법을 말한다. 특히 안무를 할 때 이 방법을 사용하면 전체 사용된 소절수를 쉽게 알 수 있다.

❷ 'a'를 카운트하는 방법

박자 값이 1박자의 4분의 1에 해당되므로 아주 짧게 '아'라고 해야 한다.
그리고 카운트 「and」 또는 「&」의 박자 값은 1박자의 $\frac{1}{2}$에 해당되므로 'a'보다 조금 길게 '앤'이라고 해야 한다.

❸ 스텝 7(Step 7)과 7스텝(7 steps)의 차이

스텝7은 전체 스텝 중에서 7번째 하는 스텝을 말하고, 7스텝은 스텝을 7번 하는 것을 말한다.

❹ 롤 아웃과 롤 백(Roll Out & Roll Back)

여자가 남자의 팔에서부터 돌아서 나가는 것을 「롤 아웃」, 다시 남자의 팔 안으로 돌아서 들어오는 것을 「롤 백」이라고 한다.

❺ 락(Rock)과 록(Lock)의 구별

락은 「흔들다」의 뜻으로 앞, 뒤나 좌, 우로 흔드는 동작을 나타내고, 록은 「잠그다」의 뜻으로 두 무릎을 서로 끼게 하는 동작을 말한다.

❻ 토 턴 아웃(Toe Turn Out)

두 발을 나란히 하면 「페럴렐(Parallel)」이라 하고, 이 페럴렐 상태에서 두 발의 발가락이 바깥으로 벌어지면 「토 턴 아웃」이라고 하며, 두 발의 발가락이 안쪽으로 모아지면 「토 턴 인(Toe Turn In)」이라고 한다.

❼ 플릭(Flick)과 킥(Kick)의 차이

플릭은 무릎을 구부렸다가 발끝은 마루 위로 닿을 듯 말 듯 포인트 하는 동작이고 킥은 발을 뻗어 차는 동작을 말한다.

❽ 인크리스 톤(Inrease Tone)

남자가 여자를 리드할 때, 팔의 근육을 긴장시켜 그 힘이 자신의 팔을 타고 상대방의 팔에 전달되어 원하는 방향으로 움직이도록 하는 것을 말한다. 이것을 흔히 텐션

(Tension)이라고 하며, 이러한 리드 방법을 피지컬(Physical) 이라고 한다.

⑨ 컨트러리 보디 무브먼트 포지션 (Contrary Body Movement Position)

한 발을 나머지 발의 일직선상에 앞으로 딛거나 위로 놓는 동작이다. 예를 들어 'CBMP로 오른발을 앞으로 내딛는다.' 라는 말은 왼발의 일직선상에 오른발을 앞으로 내딛는 것을 표현한 말이다. 결과적으로 하나의 트랙에 두 발이 위치하여 하나의 라인을 만든다.

⑩ 라이센시에이트와 펠로우(Licentiate & Associate)

ISTD(영국왕실무용교육협회)에서는 프로댄스 교사의 등급을 Student teacher, Associate, Licentiate, Fellow로 나누고 각 등급별 교육내용과 시험수준을 달리하고 있다.

03장 발의 위치, 방향, 회전량, 풋 워크, 라이즈와 폴, 음악에 관한 용어

댄스에 관련된 용어는 많이 있지만 그중에서도 발의 위치, 회전량, 라이즈와 폴, 풋 워크에 관련된 용어는 댄스를 올바르게 이해하는 데 특히 중요하다.

1 발의 위치(Position of the foot)에 관한 용어

지탱하는 발에 대해 움직이는 발이 어떤 위치로 가는지에 대한 것

전진, 후진, 옆, 비껴앞, 비껴뒤 등으로 표시되며, 그 외 발의 위치를 포함한 용어에는 「CBMP, PP, OP, Side Leading」 등이 있다.

용어	해설
CBM 컨트러리 보디 무브먼트 (Contary Body Movement)	회전하기 전 회전을 용이하게 하기 위하여 전진 또는 후진으로 움직이고 있는 발의 방향으로 몸의 반대쪽이 회전하는 것. 내추럴 피벗(Natural Pivot)이나 리버스 피벗(Reverse Pivot)에는 강하게 CBM을 하여야 하며 전진할 때는 약간 Toe turn out이 되며 뒤로 스텝 할 때는 Toe turn in이 된다.

용어	해설
CBMP 컨트러리 보디 무브먼트 포지션 (Contary Body Movement Position)	전진이나 후진하는 발이 몸의 회전 없이 체중이 실린 발의 일직선상에 위치한다. 그러나 PP Chasse와 같은 경우에는 완전히 선을 넘어 교차되어 스텝한다. 이를 Across CBMP라고 한다.
PP 프롬나드 포지션 (Promenade Position)	남자의 오른쪽 상체와 여자의 왼쪽 상체를 붙이고 반대쪽 상체를 V자 형으로 벌린 자세. PP라는 약어가 사용된다.
OP 아웃사이드 파트너 (Outside Partner)	파트너의 오른쪽 바깥쪽으로 전진하는 것. 왼쪽 바깥쪽에 왼발을 전진하는 경우 왼쪽의 OP라고 표기한다.
힐 턴 (Heel turn)	발뒤꿈치에 의해서 회전이 일어나는 동작. 후진했던 발의 볼에서 회전은 시작되고, 그 회전은 힐로 계속된다. 클로즈했던 다른 쪽 발은 평행으로 유지하고 회전이 끝날 때에 체중은 클로즈했던 발로 옮기고 다음 발이 스텝된다.
힐 풀 (Heel full)	남성이 사용하는 스텝으로 힐턴의 일종이다. 후진된 발의 힐로 회전을 행하고 그때 끌어당기는 발은 클로즈하지 않고 지탱하는 발의 옆에 약간 떨어뜨려 놓는다. 한쪽 발의 힐을 마루에서 떼지 않고 이동시키는 동작이다.

용어	해설
피벗 (Pivot)	체중을 한쪽 발에 완전히 싣고 회전하는 동작으로 이때 다른 발은 체중이 없이 앞 혹은 뒤에 두고 회전하게 된다. 그 외에 한쪽 발끝으로 행하는 피벗을 "토 피벗"이라고 한다. 예 더블 리버스핀의 남성 3보째 주의 일반적으로 볼을 포함한다.
피벗팅액션 (Pivoting Action)	피벗와 비슷한 동작으로 남자가 오른쪽으로 피벗을 출 때 다른 쪽 발은 CBMP를 유지한다. 여자는 남자와의 포지션 관계에서 뒤쪽 발이 CBMP를 유지하지 않고 뒤로 약간 누운 상태가 되는 것을 피벗팅 액션이라 부른다.
사이드 리딩 (Side Leading)	숄더 리딩(Should leading)과 같은 뜻이다. 전진 또는 후진할 때 스텝하는 발과 같은 쪽의 어깨를 선행시켜 스텝하는 것. 예 왈츠 윙의 여자 제2보, 퀵스텝 포워드 록의 제 4보 등
브러시 (Brush)	가볍게 닿는 것. 스텝하는 발이 체중이 있는 발을 가볍게 스치고 지나가는 동작. 예 내추럴 스핀 턴의 여자 6보째 체중이 없는 발이 체중이 얹힌 발(특히 무릎)을 가볍게 스치고 지나가는 동작.

2 방향(Alignment)에 관한 용어

춤을 출 때 무용실의 방향, LOD, 벽, 중앙 등에 대해 발끝이 향하고 있는 방향으로 「마주하고」, 「등지고」, 「향하여」의 용어로 사용된다.

「마주하고」, 「등지고」는 발과 몸이 같은 방향에 있으면서 다음 스텝이 전진할 때는 「마주하고」 다음 스텝이 후진할 때는 「등지고」로 사용된다. 「향하여」는 발끝의 방향과 다리의 움직이는 방향이 다를 때이다.

용어	해설
L.O.D 엘오디 (Line of dance)	춤의 진행방향을 말한다. 보통 시계 바늘 진행의 반대 방향이며, 사각형의 공간에서는 4개의 L.O.D가 존재한다.
월 (Wall)	방의 벽을 말한다.
센터 (Center)	방의 중심점을 연장한 가상의 선.
페이싱 (Facing)	전진하는 방향. 앞으로 향한다.
백킹 (Backing)	후진하는 방향. 뒤로 향한다.
F.W 페이싱 투 월 (Facing to Wall)	「벽면」이라고 하며, 벽의 정면을 말한다.

용어	해설
F.W.D **페이싱 투 월 다이아고널** (Facing to Wall Diagonal)	「벽사」라고 한다. 벽면을 향했을 때 왼쪽 앞으로 비스듬한 방향을 말한다.
F.A.D **페이싱 어겐스트 투 월** (Faing Against to Wall)	「역벽사」라고 한다. 벽면을 향했을 때 오른쪽 앞쪽 비스듬한 방향을 말한다.
F.C **페이싱 투 센터** (Facing to Center)	「중앙」이라고 한다. 방의 한가운데를 향해 있음을 말한다.
B.C.D **백킹 투 센터 다이아고널** (Backing to Center Diagonal)	「중앙사」라고 한다. 벽면을 향했을 때 왼쪽 뒤쪽으로 비스듬한 방향을 말한다.
B.A.C **백킹 어겐스트 센터** (Backing against Center)	「역중앙사」라고 한다. 벽면을 향했을 때 오른쪽 뒤쪽으로 비스듬한 방향을 말한다.
D.C **다이아고널 투 센터** (Diagonal to Center)	L.O.D에서 중앙 쪽으로 비스듬한 방향.
D.W **다이아고널 투 월** (Diagonal to Wall)	L.O.D에서 벽 쪽으로 비스듬한 방향.

3 회전량(Amount of Turn)

춤을 출 때 움직이는 발이 체중을 지탱하고 있는 발을 지나서 어느 정도 각도로 도는지를 나타내는 용어이다.

댄스의 회전에는 오른쪽으로의 회전과 왼쪽으로의 회전이 있으며, 오른쪽 왼쪽의 회전에는 약한 것, 강한 것, 중간 정도 피겨의 성질에 따라서 차이가 난다. 이 회전량은 발의 방향을 기준으로 해서 계산되고 전 회전을 8등분한 비율로써 표시된다.

용어	해설
1회전 (360도)	그림은 360도를 기준으로 하여 8등분으로 표시한 것이다. 1/8회전(45도) 1/4회전(90도) 3/8회전(135도) 1/2회전(180도) 5/8회전(225도) 3/4회전(270도) 7/8회전(315도) 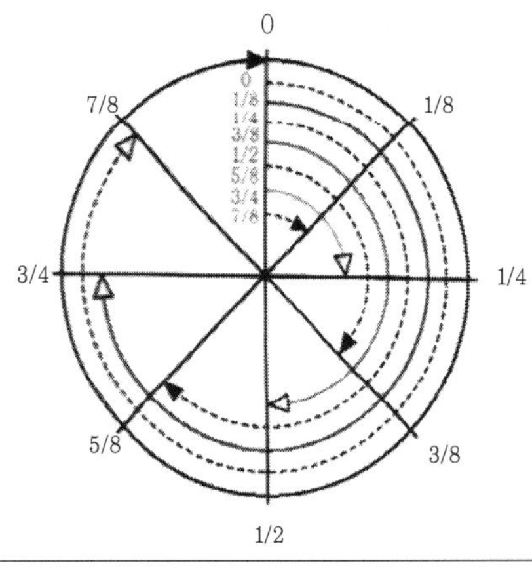

용어	해설
왈츠의 내추럴 턴 (Natural turn)	보통 발과 몸은 같은 방향을 향하지만 그 방향이 다른 경우도 있다. 또한 외측회전과 내측회전에서는 스텝 수에 대한 회전량이 다르므로 주의해야 한다. 예를 들면 왈츠의 내추럴 턴 전방에서 외측회전의 남자 「1~2사이에 1/4회전」「2~3사이에 1/8회전」 내측회전의 여자 「1~2사이에 3/8회전 몸의 회전이 적고 3에서 몸의 회전을 완료한다.」 이 법칙의 예외로서 내측회전에서 외측회전에서도 같은 스텝 수에 회전량을 완료하는 피겨도 있다. · 왈츠의 헤지테이션 체인지 후반 · 폭스트롯의 내추럴 턴 후반 · 클로즈드 임피터스, 아웃사이드 체인지, 피벗 등이다.

4 풋 워크(Foot work)

풋 워크는 마루에 접촉하는 발바닥 각 부분을 놓는 방법과 쓰는 방법이다. 예를 들면 두 발을 모으고 있다 왼발을 옆으로 벌린다면 발바닥의 어느 부분이 먼저 바닥에 닿을까?

풋 워크의 각 부는 다음의 용어로 표시된다. 토(T), 볼(B), 힐(H), 인사이드 에지(IE) 아웃사이드 에지(OE), T의 IE, B의 IE, 홀풋(WF), 풋 플랫 등이다.

용어	해설
B 볼 (ball)	풋 워크에서 사용되고 있는 명칭에서는 발바닥 엄지발가락 밑 부분의 주변 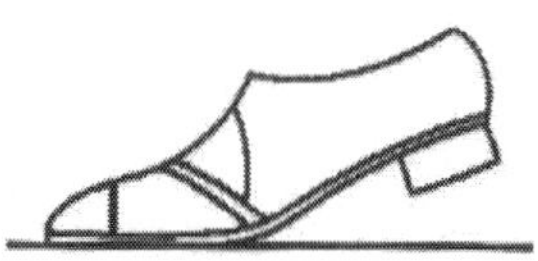
H 힐 (Heel)	발뒤꿈치 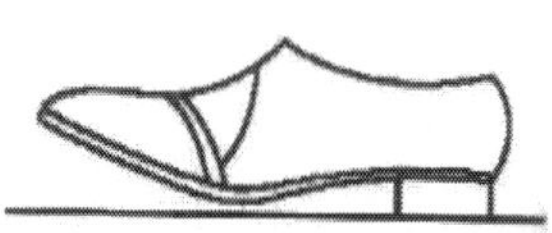
T 토 (Toe)	발 끝 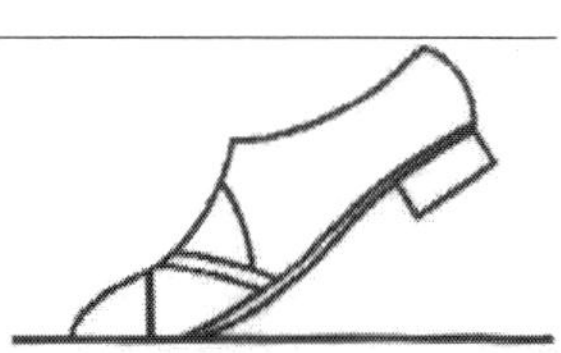
WF 홀풋 (Whole Foot)	발바닥 전체를 마루에 놓은 상태 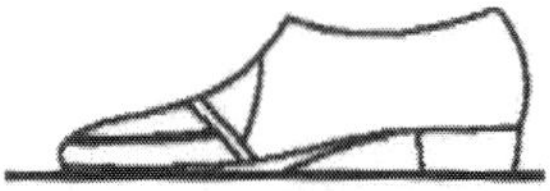

용어	해설
HT 힐토 (Heel Toe)	최초로 힐이 마루로부터 떨어져 체중이 발끝으로 이동하는 것. 탱고의 전진 풋 워크는 「H」이지만 Heel Toe = 플랫이라는 인식이 중요하다.
TH 토힐 (Toe Heel)	후진의 기본적인 풋 워크로 발끝이 최초로 마루에 닿고 다음 플랫이 되고 다음 스텝이 나올 때에 힐이 사용된다. 탱고의 후진 풋 워크는 「B」 이때 볼 플랫을 의식
BF 볼 플랫 (Ball Flat)	볼로부터 플랫 (볼을 먼저 대고 나서 뒤꿈치를 댄다.)
HF 힐 플랫 (Heel Flat)	힐로부터 플랫
IE 인사이드 에지 (Inside Edge)	풋 워크 표시의 하나로 발바닥 앞쪽 부분(내측 부분)
OE 아웃사이드 에지 (Outside Edge)	풋 워크 표시의 하나로 발바닥 뒤쪽 부분(외측 부분)

5 라이즈와 폴(Rise & Fall)

발과 다리와 신체를 통해서 행해지는 신체의 상승과 하강운동

라이즈(Rise)는 신체를 윗방향으로 끌어올려 발끝으로 서게 되고, 폴(Fall)은 신체의 순서대로 낮게 낮추는 것으로 로워(Lower)라고 하며, 이 로워의 가장 낮은 상태를 다운(Down)이라고 한다.

용어	해설
라이즈 (Rise)	신체를 윗방향으로 끌어올려 발끝으로 선 상태이다. 예 내추럴 턴의 차트에서 「2~3 라이즈 연속」이라고 하는 것은 2보째와 3보째가 라이즈가 높게 되는 것을 의미 한다.
업 (Up)	라이즈의 가장 높은 정점을 뜻한다. 즉, 양발을 펴고 상체를 끌어올리고 발의 뒤꿈치를 바닥에서 떼어 위로 세우는 동작이다.
로워 (Lower)	몸 전체가 위로 늘려진 상태에서 정상위치로 옮기기 위해 천천히 내리는 것을 말한다.
다운 (Down)	로워 했던 높이를 유지하면서 무릎을 굽혀 보통의 상태보다 더욱 낮게 되는 경우에 사용된다.
노풋라이즈 NFR (No Foot Rise)	뒤꿈치를 들지 않고 몸과 다리만으로 하는 보디 라이즈(Body Rise) 주로 후진으로 스텝할 때 내측회전에서 일어난다. 지탱하는 발의 뒤꿈치는 다음 스텝의 발끝이 마루에 닿을 때까지 마루에 접촉하고 있는 것을 의미한다.

6 음악에 관한 용어

음악에는 리듬(Rhythm), 박자(Time), 템포(Tempo)가 있다.

댄스를 즐기기 위해서는 음악을 이해하는 것이 중요하며, 음악을 이해한다면 몇 가지 기본스텝만으로도 훌륭하게 춤출 수 있다.

예 폭스트롯은 4박자이지만 템포는 분당 50소절로 연주되는 빠른 곡도 있고 30소절의 느린 곡도 있다. 탱고는 2박자. 왈츠는 3박자로 박자가 다를 뿐 아니라 빠르기도 다르다. 리듬은 연주되는 음의 강 · 약 악센트의 표현이다. 왈츠는 3박자로 강 · 약 · 약 첫 박에 악센트가 있고, 폭스트롯은 4박자로 강 · 약 · 강 · 약 이므로 쿵짝쿵짝으로 나타낸다.

용어	해설
악센트 (Accent)	음악의 각 소절 중에서 제일 강하게 표현되는 음을 말한다. 왈츠의 1소절은 '강 · 약 · 약' 으로 연주되는데 이 경우의 제1비트의 '강' 음을 악센트라 한다. 폭스트롯과 퀵스텝에서는 제1비트와 제3비트, 탱고에서는 각 비트에 악센트가 있다.
비트 (Beat)	스트라이트가 한번 씩 때리는 것에 비해 비트는 연속해서 때리는 것을 말하며 댄스나 음악에서는 연주되는 음악의 소절 안의 각 박자를 말한다.
카운트 (Count)	음악의 리듬에 맞추어 '1, 2, 3' '1, 2, 3, 4' '1, 2, 1, 2' 'Q, Q, S' 등으로 박자를 세는 것. 소절수를 세는 것도 카운트라고 한다.

용어	해설
리듬 (Rhythm)	음악 중에 강약이 규칙적으로 되풀이 되는 것, 왈츠는 3/4, 1소절의 3비트는 강 · 약 · 약 이 되고, 퀵스텝과 폭스트롯은 4/4박자, 1소절의 4비트는 강 · 약 · 중강 · 약이 되며, 탱고는 2/4박자로서 각 비트가 일정한 간격으로 강 비트이다. 댄스를 할 때에는 흔히 리듬을 슬로우(S), 퀵(Q)으로 하여, 2박자에 한 스텝을 할 때 슬로우(S)라고 하고, 1박자에 한 스텝을 할 때 퀵(Q)이라 한다.
스타카토 (Staccato)	비트와 비트 사이에 휴지부호를 넣고 음을 짧게 끊는 것. 탱고의 리듬 색션연주 방법으로 이단음적인 연주에 따라 탱고는 스윙이 없는 무브먼트에서 1보 1보가 독립한 스텝을 밟는 형식이 된다.
템포 (Tempo)	음악의 빠르기. 댄스에 있어서 1분간 연주되는 소절 수로써 국제적으로 표준 템포가 정해져 있다.
싱코페이션 (Syncopation)	음악에 있어서는 강박의 위치를 변하게 하기도 하고, 댄스의 스텝 위치에서는 'S, Q, Q' 을 'S, Q, S' 와 위치를 바꾸기도 하고, '1. 2. 3' 을 '1. 2 & 3' 로 하는 등 한 박자를 둘로 나누는 것을 말한다.

용어	해설
타이밍 (Timing)	스텝 시간의 길이(시간적 조절) 댄스에 있어 'S' 2비트, 'Q' 1비트, '&' 1/2비트 등의 시간적 표현으로서 시간의 길이는 템포의 빠르기로 변화한다. 폭스트롯과 같이 느리게 연주되는 경우의 'S' 와 퀵스텝과 같이 빠른 연주에서는 , 같은 'S' 라도 당연히 시간의 길이도 다르다. 폭스트롯과 같은 4/4박자에서 'S' 는 2박자가 되지만 탱고는 2/4박자이므로 같은 'S' 라도 1비트가 된다.
타임 시그니처 (Time Signature)	박자기호(음악의 각 소절을 구성하고 있는 비트의 수) 오선지 가로줄을 세로로 구분 지은 종선과 종선 사이를 소절이라 한다. 이 소절에 있는 비트수로서 2/4박자, 3/4박자, 4/4박자라 부른다. 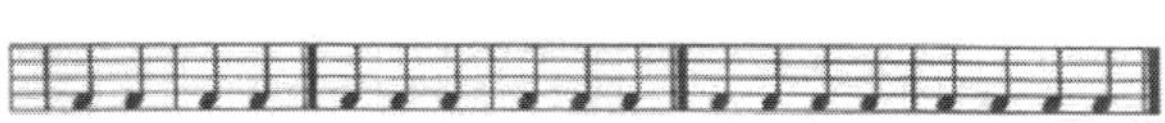 | 2/4박자 | 3/4박자 | 4/4박자 | 왈츠 ······ 4분음 3박자 탱고 ······ 4분음 2박자 폭스트롯 ······ 4분음 4박자 비엔나 왈츠 ······ 4분음 3박자 퀵스텝 ······ 4분음 4박자

04장 댄스스포츠 용어 약어

1 약어해설

A	……	Associate	어소시에이트(중급교사)
B	……	Ball	볼(발바닥의 앞부분)
BW	……	Backward Walk	백워드 워크(후진)
C	……	Cha Cha Cha	차차차
CBM	……	Contary Body Movement	컨트러리 보디 무브먼트 (몸의 움직임)
CBMP	……	Contary Body Movement Position	컨트러리 보디 무브먼트 포지션 (몸과 반대 방향의 발의 위치)
Con	……	Commence	코맨스(시작)
Cont	……	Continue	컨티뉴(계속)
CPP	……	Count Promenade Position	카운터 프롬나드 포지션 (산보하듯 열려진 자세에서 반대쪽)
DC	……	Diagonally Center	다이아고널리 센터(중앙사)
DW	……	Diagonally Wall	다이아고널리 월(벽사로)
e/O	……	End of	엔드 of(~의 끝)

F	……	Fellow / Fox trot	펠로(고급교사) / Foxtrot
FA	……	Fallaway	폴어웨이
FP	……	Fallaway Position	폴어웨이 포지션
FW	……	Foward Walk	포워드 워크(전진)
H	……	Heel	힐(발뒤꿈치)
IP	……	Infront Partner	인프론트파트너
L	……	Licentiate / Left	라이센시에이트(상급교사) / 왼쪽
LE	……	Inside Edge	인사이드 에지(발바닥 안쪽 끝)
LF	……	Left Foot	레프트풋(왼발)
LOD	……	Line of Dance	라인 오브 댄스(무도선)
NFR	……	No Foot Rise	노 풋 라이즈
OE	……	Outside Edge	아웃사이드 에지(발바닥 외측 끝)
OP	……	Outside Partner	아웃사이드 파트너 (파트너 오른쪽 바깥)
P	……	Paso Doble	파소 도블레
PO	……	Partner Outside	파트너 아웃사이드 (파트너를 오른쪽 바깥으로 후진)
PP	……	Promenade Position	프롬나드 포지션 (산보하듯 열려진 자세)
Q	……	Quick / Quick step	빠르게 / 퀵스텝
R	……	Right / Rumba	오른쪽 / 룸바
RF	……	Right Foot	오른발

S	……	Slow / Samba	느리게 / 삼바
T	……	Toe / Tango	발끝 / 탱고
TP	……	Tandem Position	탠덤포지션
W	……	Wall / Waltz	벽 / 왈츠

2 종류별 약어

1) 발부위의 약어

RF	……	Right Foot	오른발
LF	……	Left Foot	왼발
B	……	Ball	앞꿈치
H	……	Heel	뒤꿈치
T	……	Toe	발끝
F	……	Flat	발바닥
WF	……	Whole Flat	발바닥 전체
IE	……	Inside Edge	발바닥 안쪽 끝
OE	……	Outside Edge	바닥 바깥 끝

2) 발위치의 약어

CBM	……	Contary Body Movement	컨트러리 보디 무브먼트
CBMP	……	Contary Body Movement Position	컨트러리 보디 무브먼트 포지션
FA	……	Fallaway Position	폴어웨이 포지션
NFR	……	Partner	아웃사이드 파트너
OP	……	Outside Partner	아웃사이드 파트너
PO	……	Partner Outside	파트너 아웃사이드
PP	……	Promenade Position	프롬나드 포지션
CPP	……	Count Promenade Position	카운터 프롬나드 포지션
RSP	……	Right Side Position	라이트 사이드 포지션
LSP	……	Left Side Position	레프트 사이드 포지션
TP	……	Tandem Position	탠덤포지션

3) 방향에 관한 약어

DC	……	Diagonally to Center	중앙사로
Diag	……	Diagonally	사선
DW	……	Diagonally to wall	벽사
FW/(Fwd)	……	Forward	전진
BWD(Bwd)	……	Backward	후진
R	……	Right	라이트
L	……	Left	레프트
LOD	……	Line of Dance	라인오브댄스(무도선)

4) 댄스스포츠 종목에 관한 약어

스탠다드 종목			
F	……	Fox trot	폭스트롯
Q	……	Quickstep	퀵스텝
T	……	Tango	탱고
W	……	Waltz	왈츠
VW	……	Viennese Waltz	비엔나 왈츠
라틴종목			
C	……	Cha Cha Cha	차차차
J	……	Jive	자이브
P	……	Paso doble	파소 도블레
R	……	Rumba	룸바
S	……	Samba	삼바

5) 자격증에 관한 약어

A	……	Associate	어소시에이트(중급교사)
F	……	Fellow	펠로(고급교사)
L	……	Licentiate	라이센시에이트(상급교사)
M	……	Member	멤버
St	……	Student teacher	스튜던트 티쳐(초급교사)

05장

스탠다드, 라틴 댄스의 실제 사진

1 스탠다드 : 홀드의 기본자세

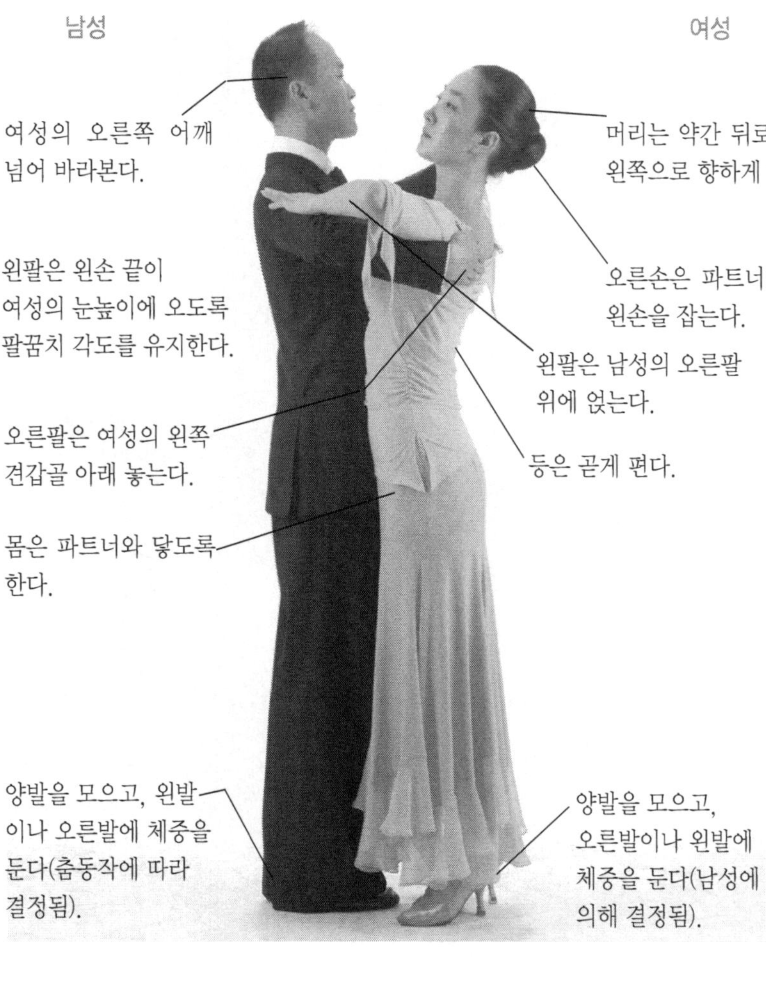
남성
여성
여성의 오른쪽 어깨 넘어 바라본다.
왼팔은 왼손 끝이 여성의 눈높이에 오도록 팔꿈치 각도를 유지한다.
오른팔은 여성의 왼쪽 견갑골 아래 놓는다.
몸은 파트너와 닿도록 한다.
양발을 모으고, 왼발이나 오른발에 체중을 둔다(춤동작에 따라 결정됨).
머리는 약간 뒤로 젖혀, 왼쪽으로 향하게 한다.
오른손은 파트너의 왼손을 잡는다.
왼팔은 남성의 오른팔 위에 얹는다.
등은 곧게 편다.
양발을 모으고, 오른발이나 왼발에 체중을 둔다(남성에 의해 결정됨).

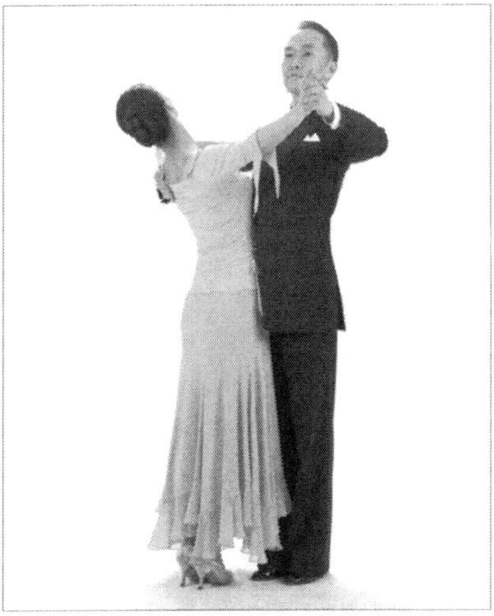

무빙댄스의 홀드(여자의 뒷면)
클로즈드 포지션

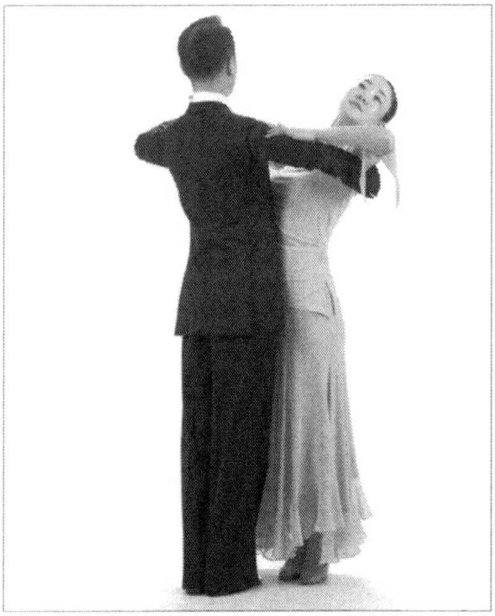

무빙댄스의 홀드(남자의 뒷면)
클로즈드 포지션

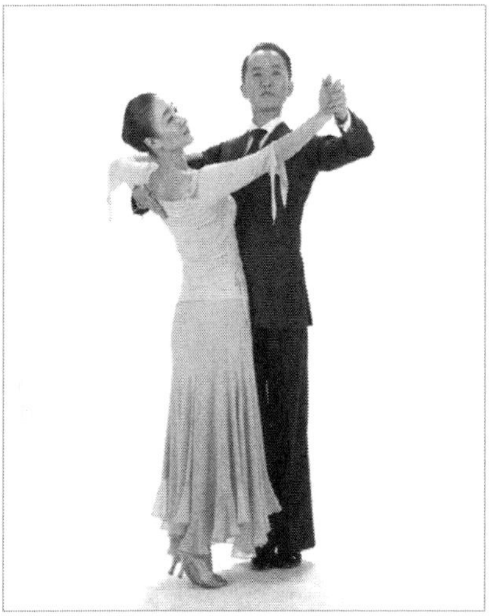

프롬나드 포지션 PP

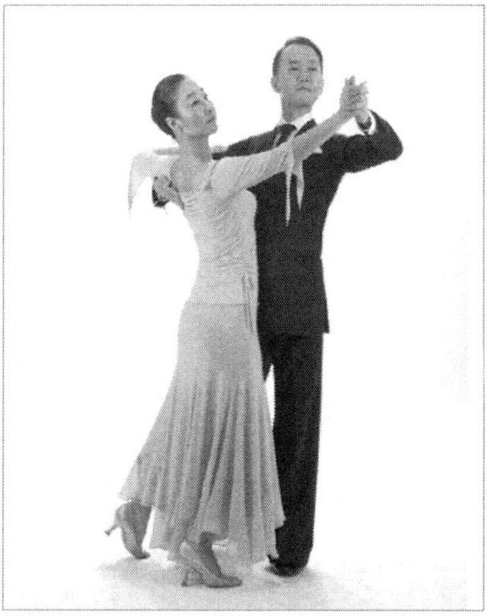

PP 앞 1보의 전진

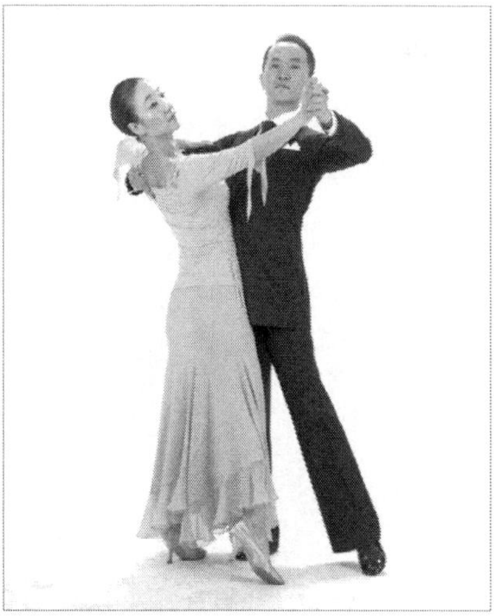

폴어웨이 포지션
(1보 후진)

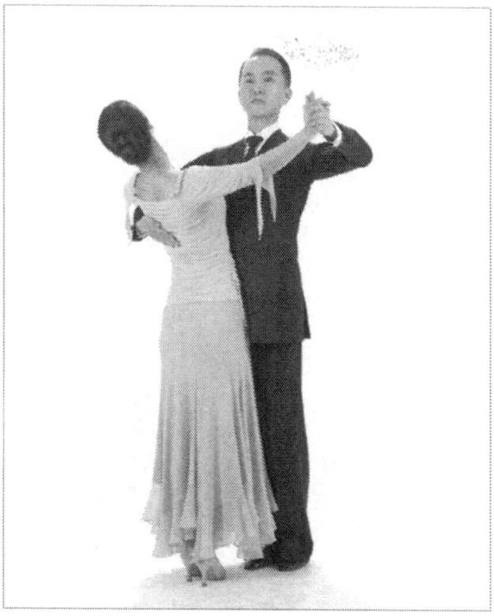

탱고홀드
(여자의 뒷면)

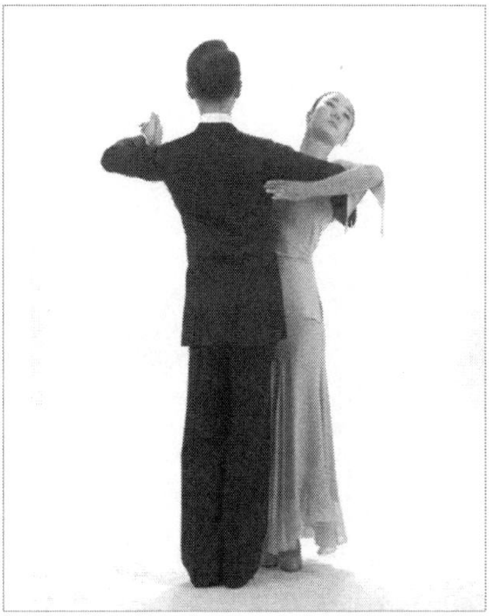

탱고홀드
(남자의 뒷면)

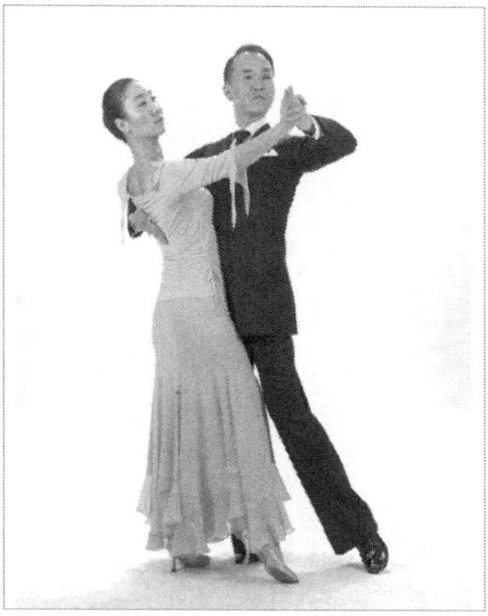

탱고 프롬나드 포지션

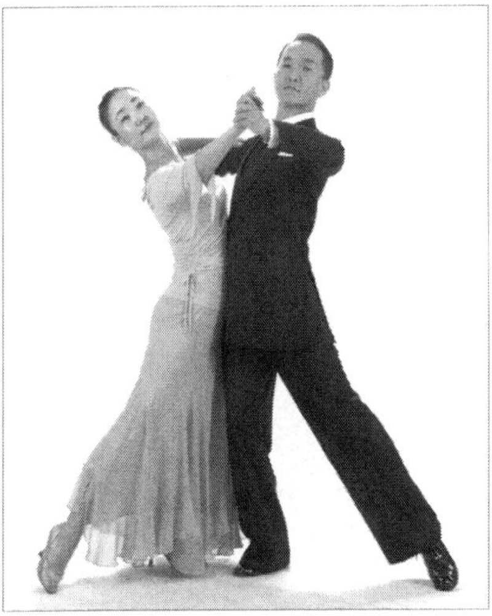

엑스 라인

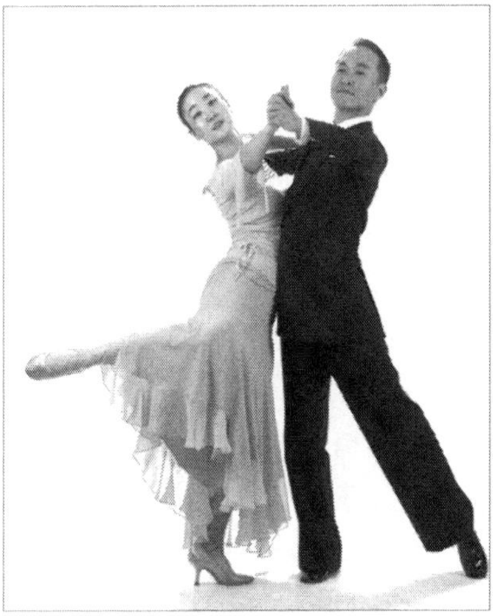

라이트 에로스라인

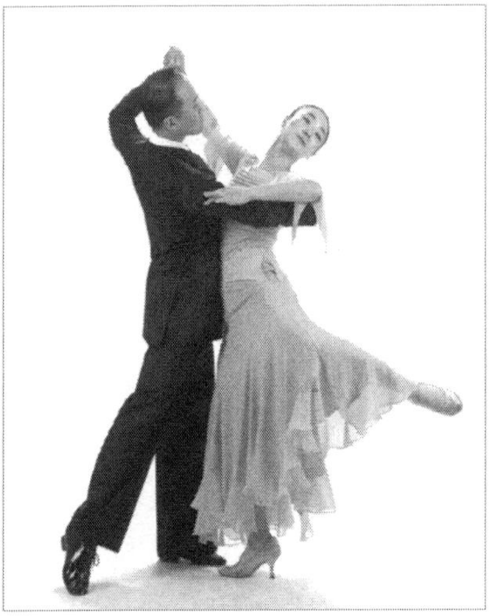

레프트 에로스라인

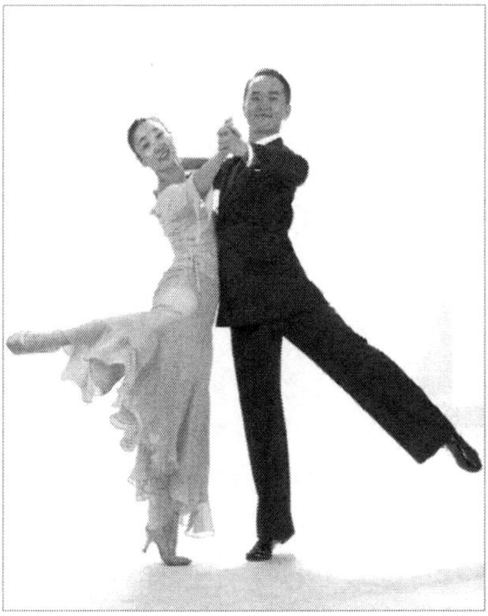

더블 에로스라인

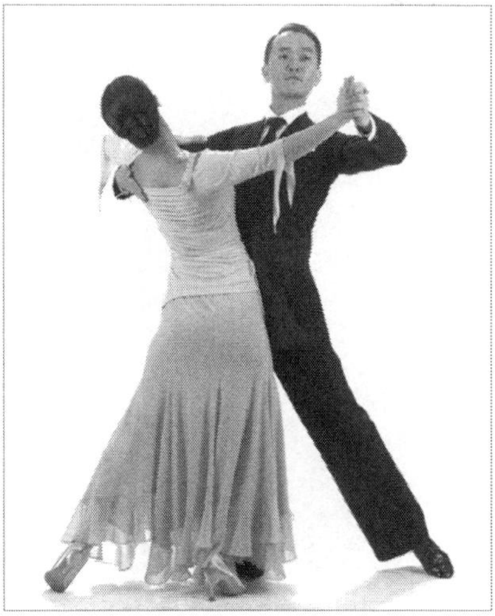

어퍼짓 라인

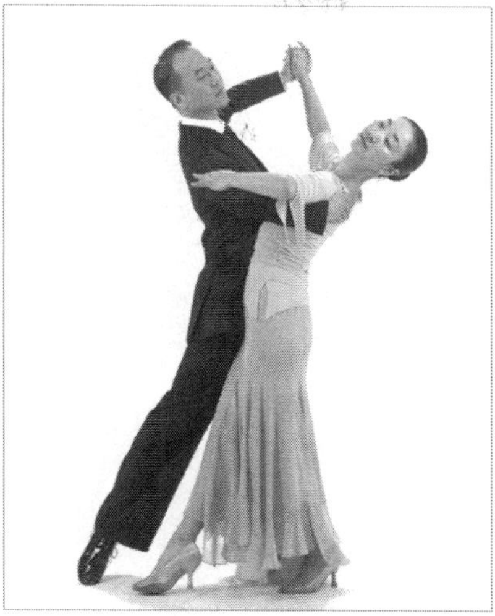

힌지

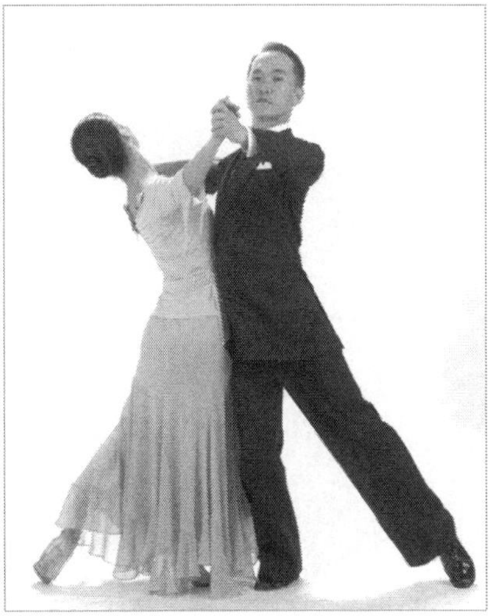

본 쉘

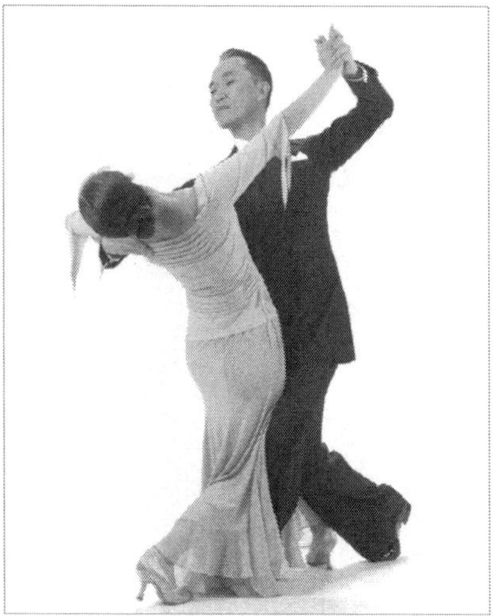

콘트라 첵

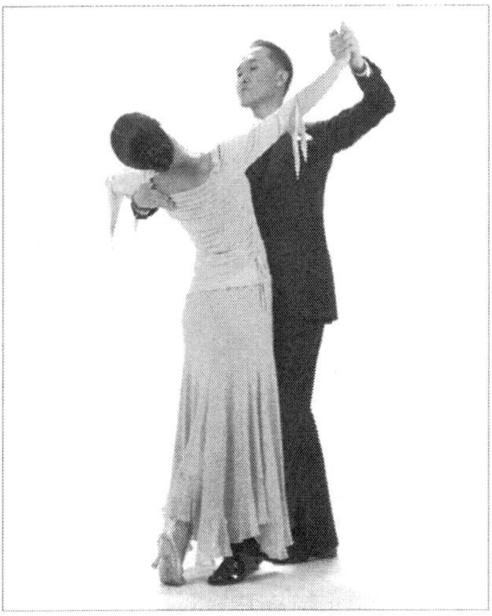

콘트라 포인트

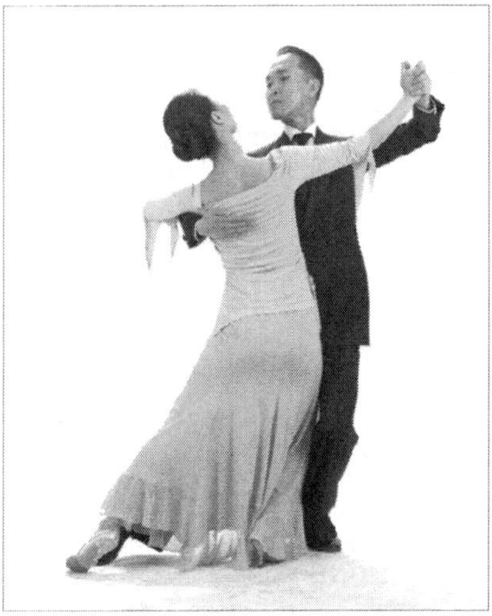

탱고의 드래그

(여자의 얼굴이 오른쪽으로 향함)

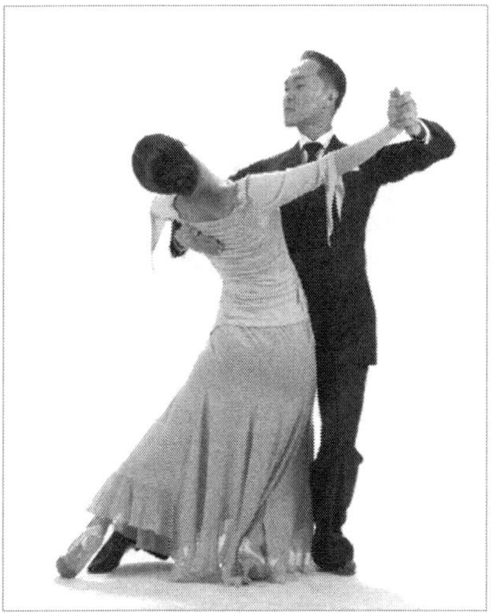

탱고의 드래그

(여자의 얼굴이 왼쪽으로 향함)

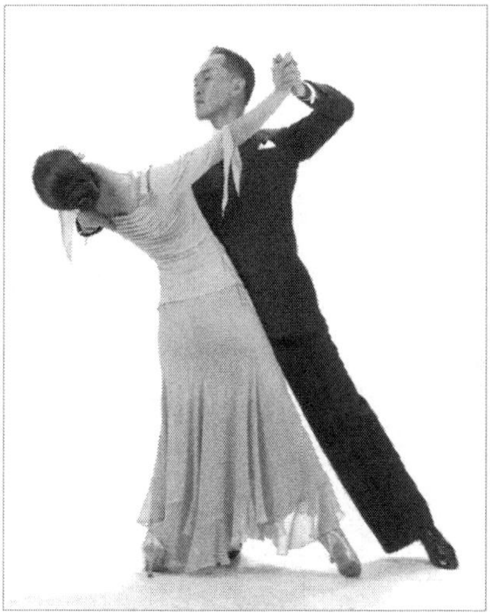

런지

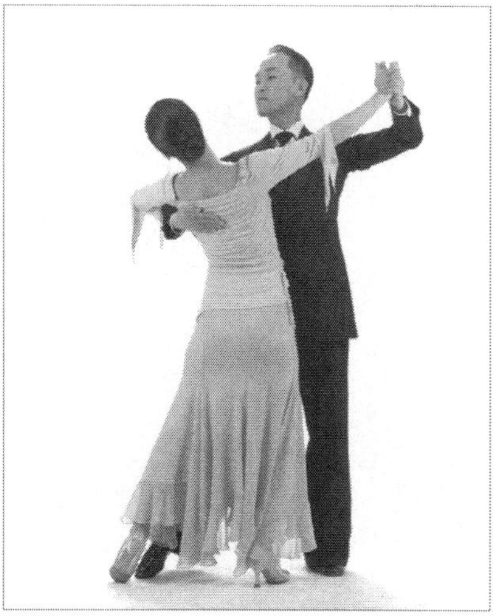

런지 포인트

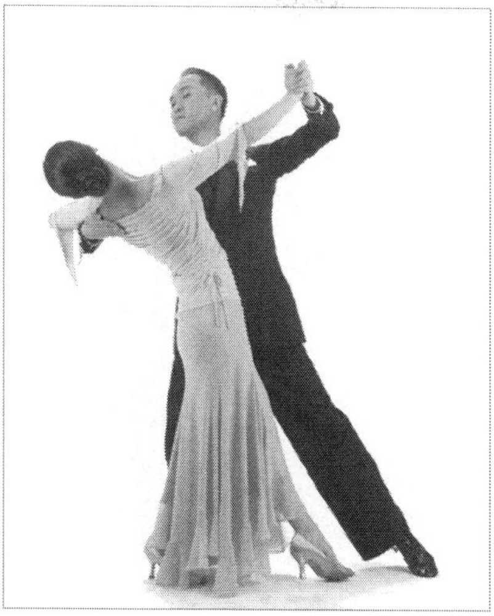

셈 풋 런지

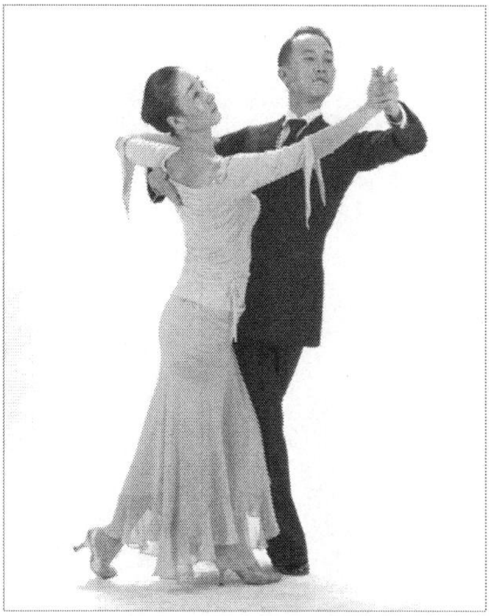

체어

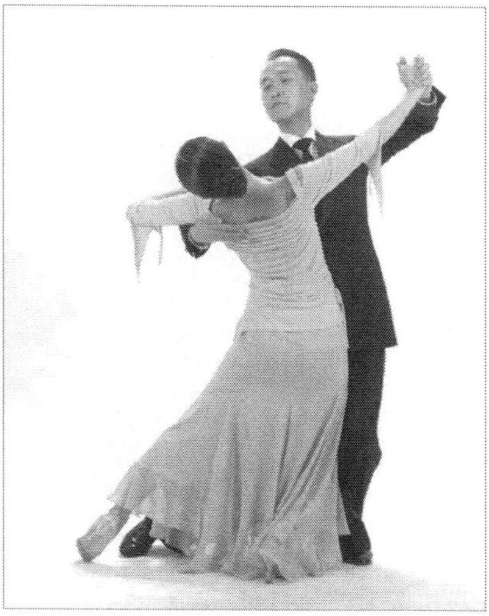

오버 스웨이

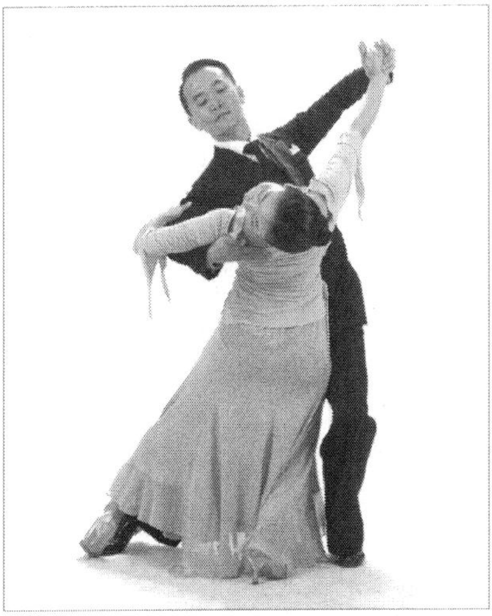

드롭 오버스웨이

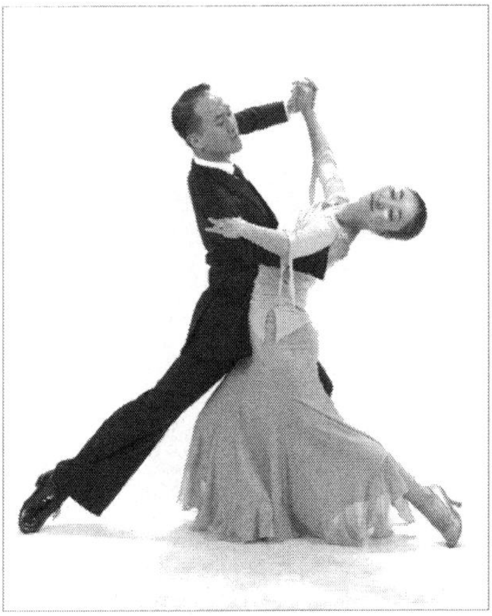

스로웨이 오버스웨이

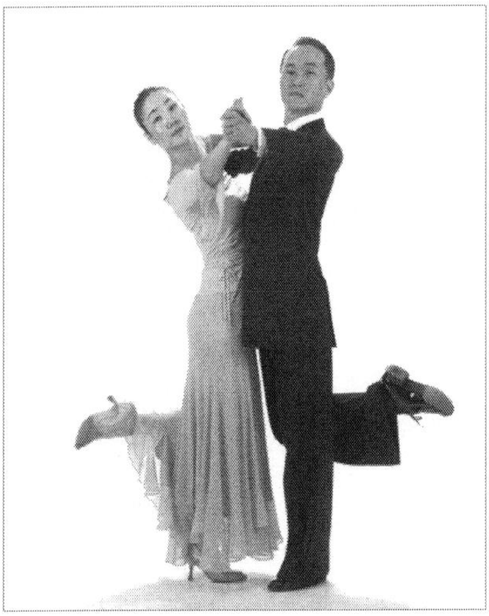

우드 페커

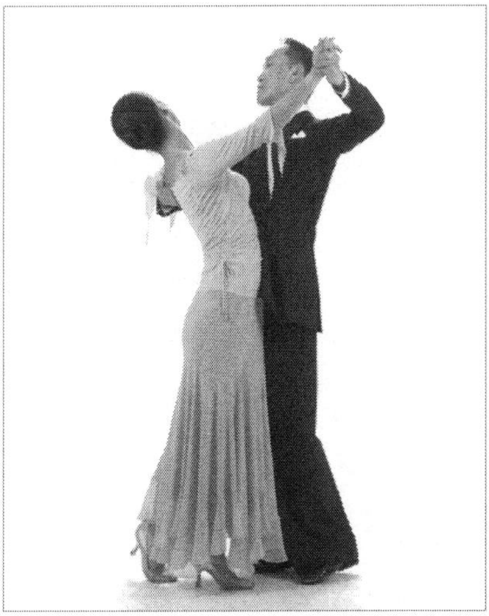

윙

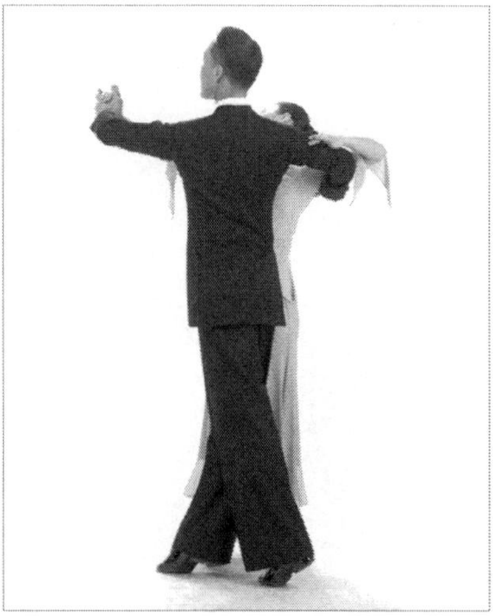

휘스크

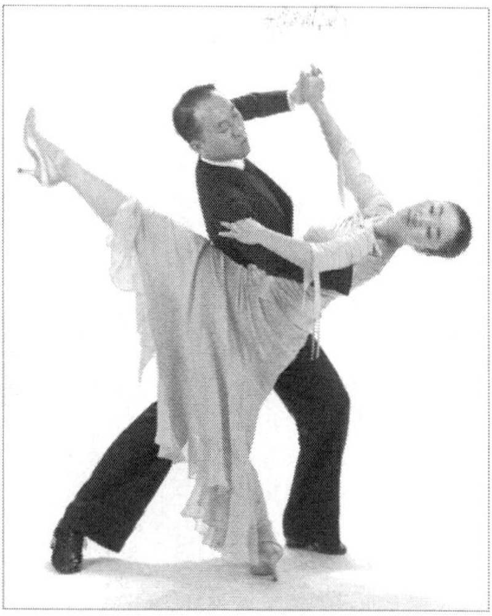

디벨로프

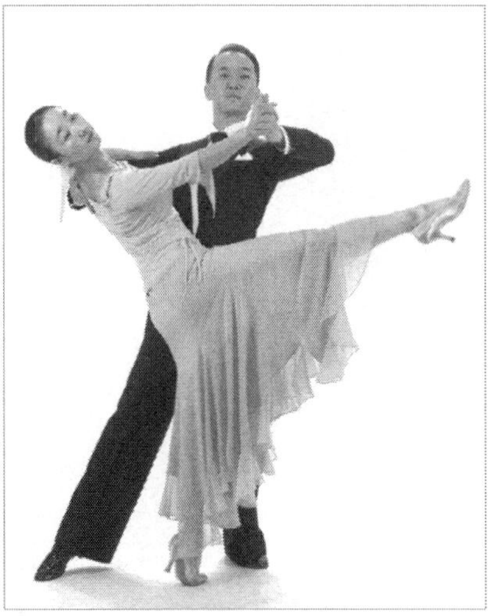

드롭 킥

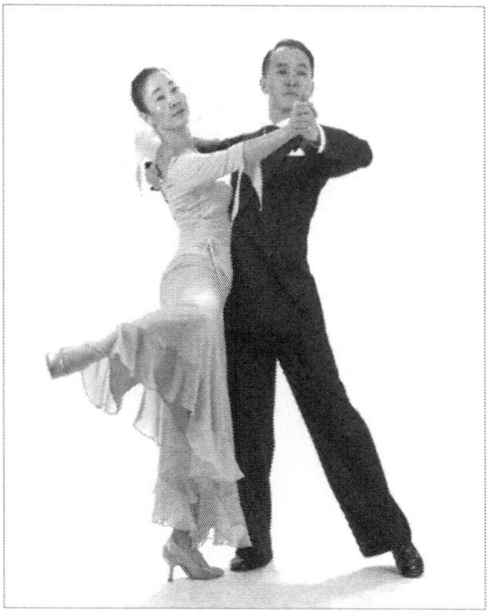

루돌프 폴어웨이

2 라틴 : 홀드의 기본자세

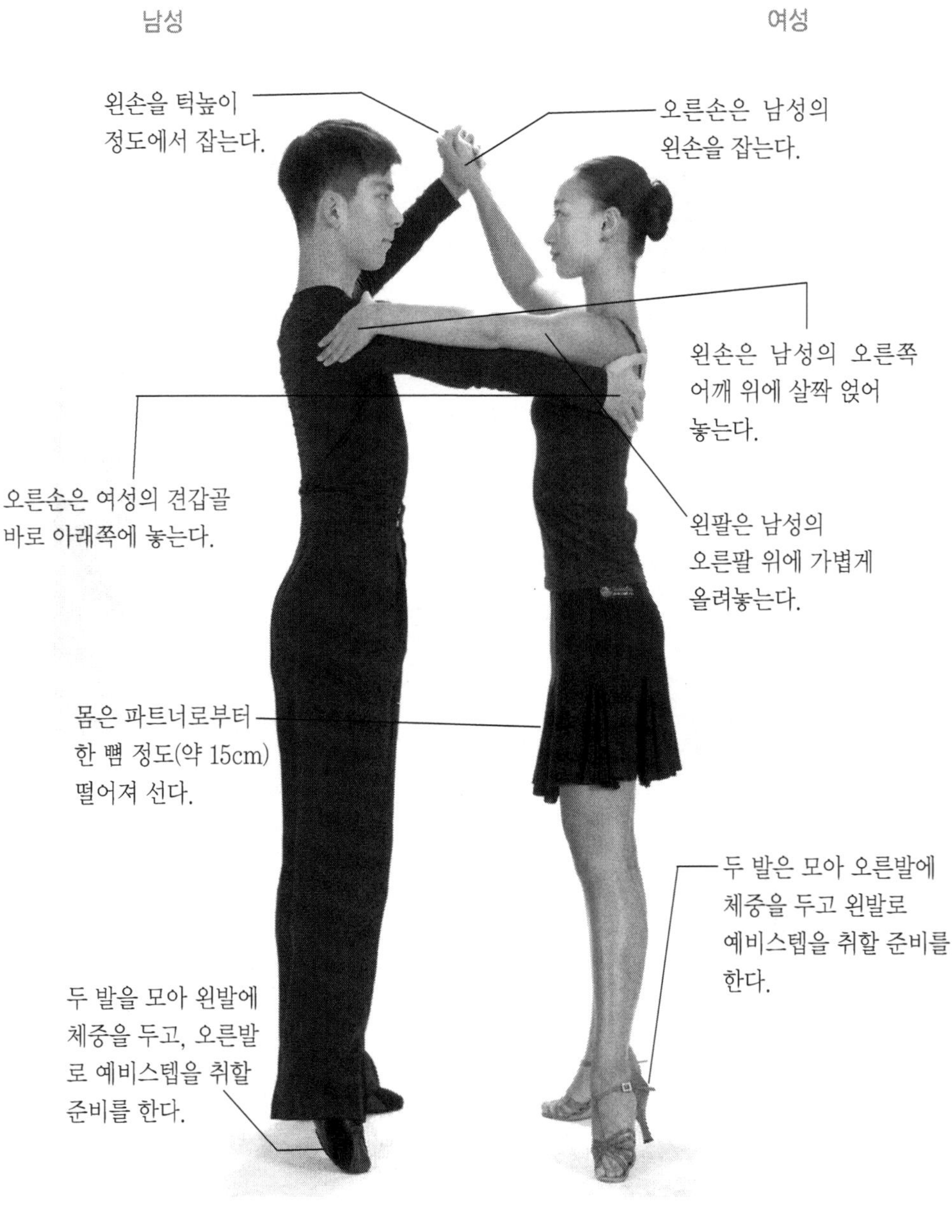
남성
여성
왼손을 턱높이 정도에서 잡는다.
오른손은 남성의 왼손을 잡는다.
왼손은 남성의 오른쪽 어깨 위에 살짝 얹어 놓는다.
오른손은 여성의 견갑골 바로 아래쪽에 놓는다.
왼팔은 남성의 오른팔 위에 가볍게 올려놓는다.
몸은 파트너로부터 한 뼘 정도(약 15cm) 떨어져 선다.
두 발은 모아 오른발에 체중을 두고 왼발로 예비스텝을 취할 준비를 한다.
두 발을 모아 왼발에 체중을 두고, 오른발로 예비스텝을 취할 준비를 한다.

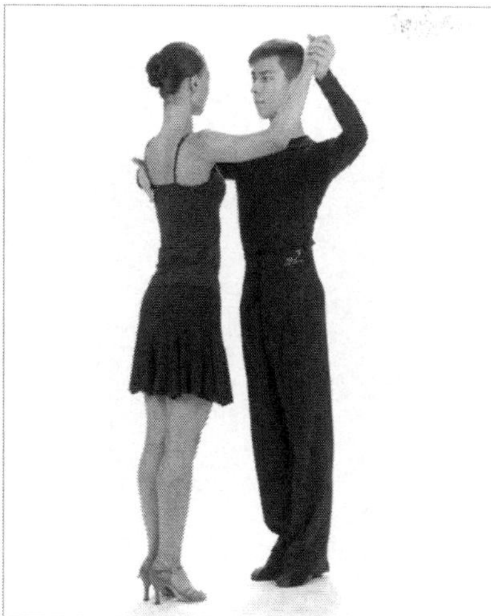

클로즈드 포지션

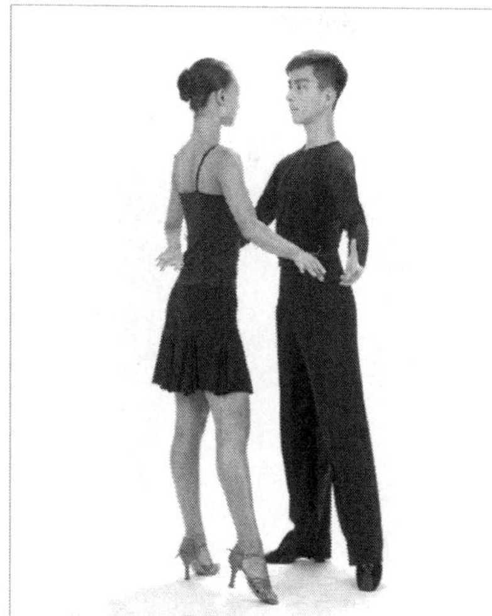

클로즈드 포지션(홀드 없이)

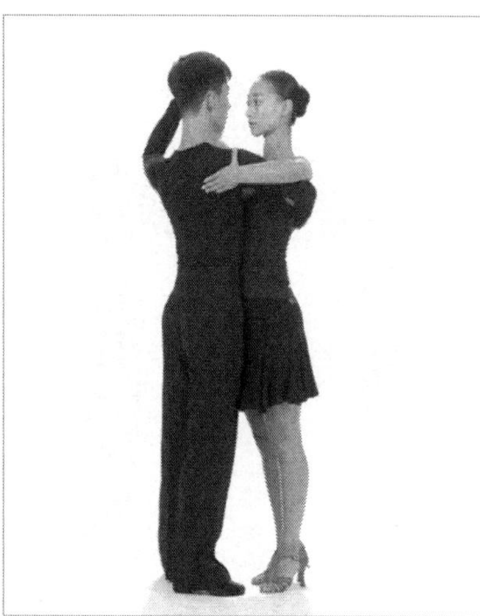

콘택트 포지션

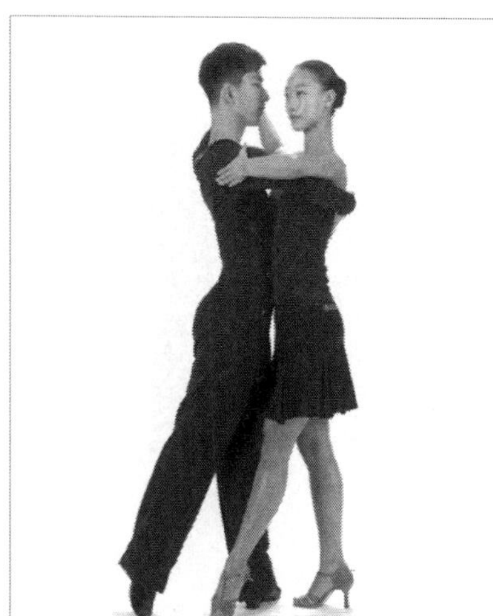

콘택트 포지션

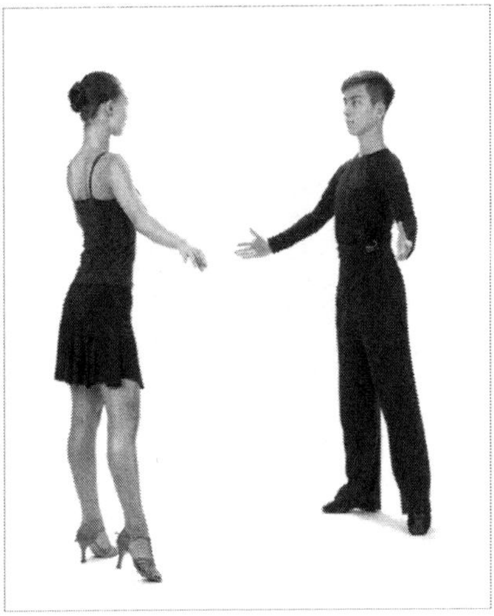

오픈 포지션(홀드 없이)

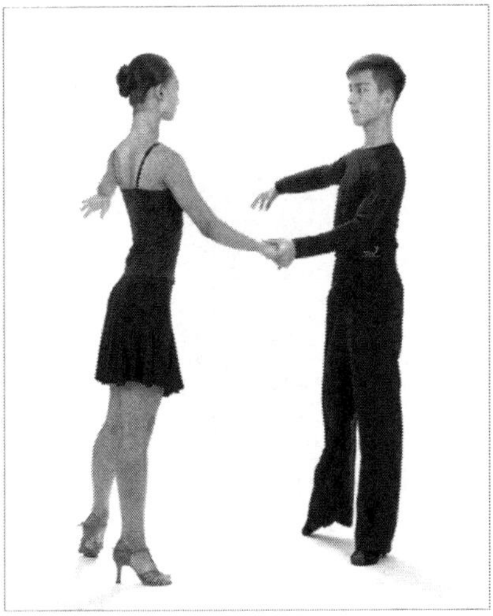

오픈 포지션
(남자의 왼손으로 여자의 오른손을 잡음)

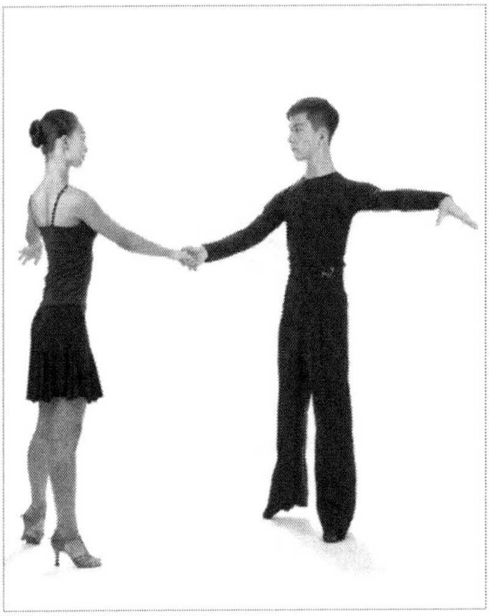

오픈 포지션
(남자의 오른손으로 여자의 오른손을 잡음)

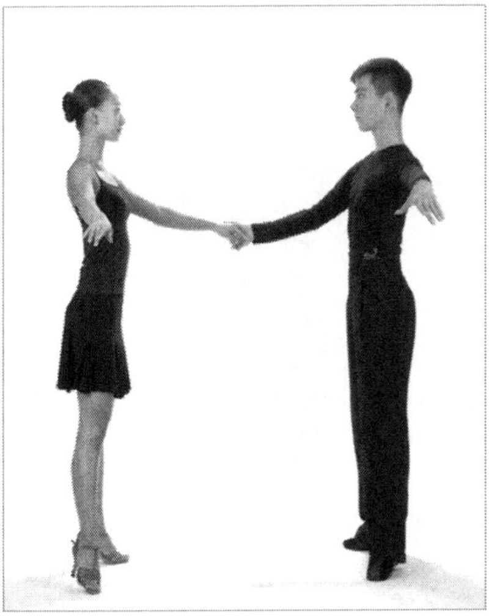

오픈 포지션
(남자의 오른손으로 여자의 왼손을 잡음)

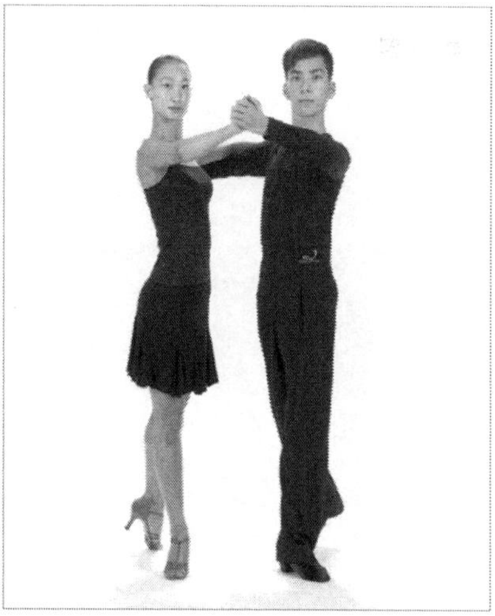

프롬나드 포지션

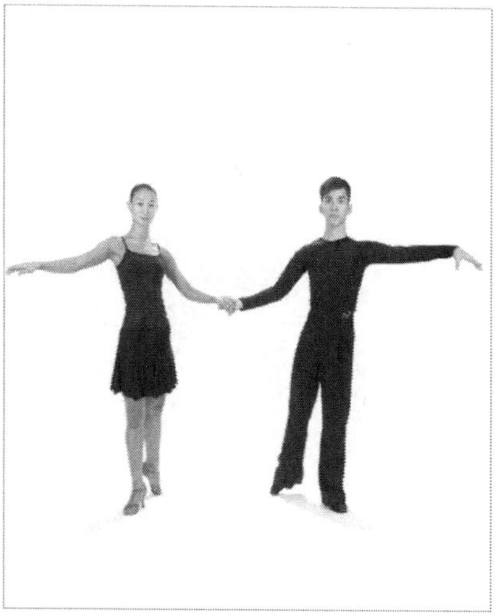

오픈 프롬나드 포지션

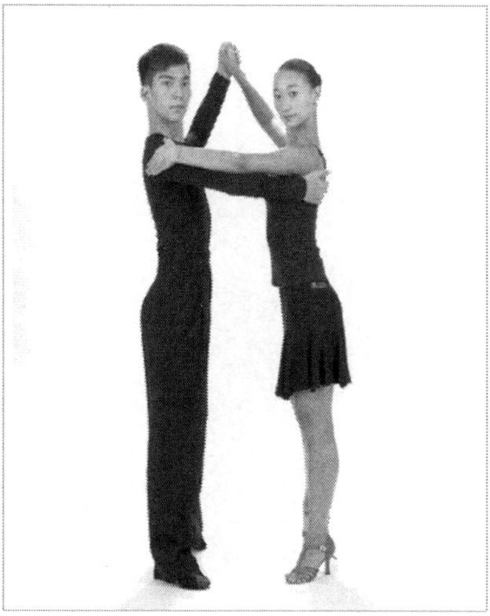

카운터 프롬나드 포지션

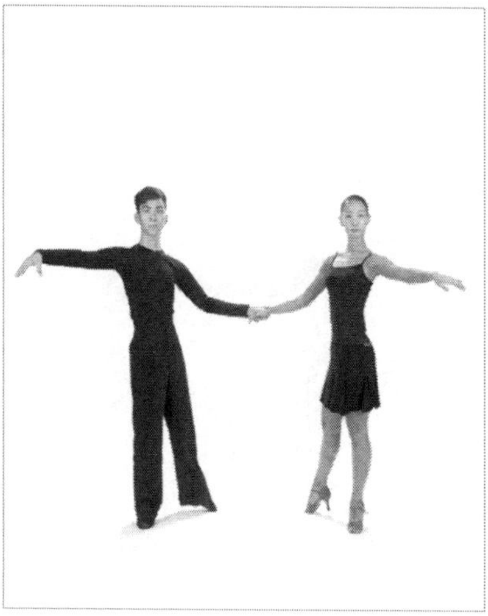

오픈 카운터 프롬나드 포지션

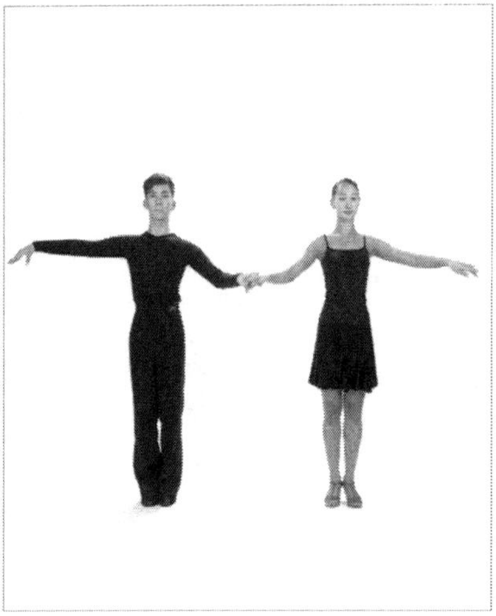

레프트 사이드 포지션

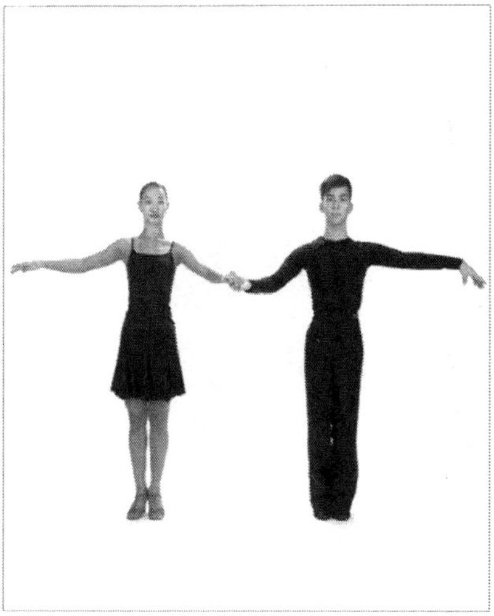

라이트 사이드 포지션

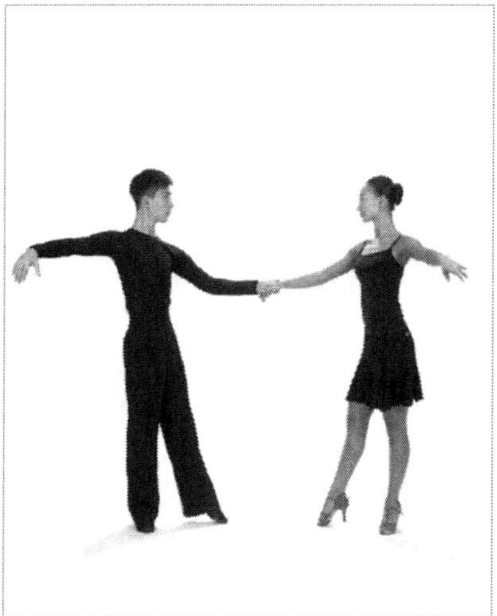

팬 포지션

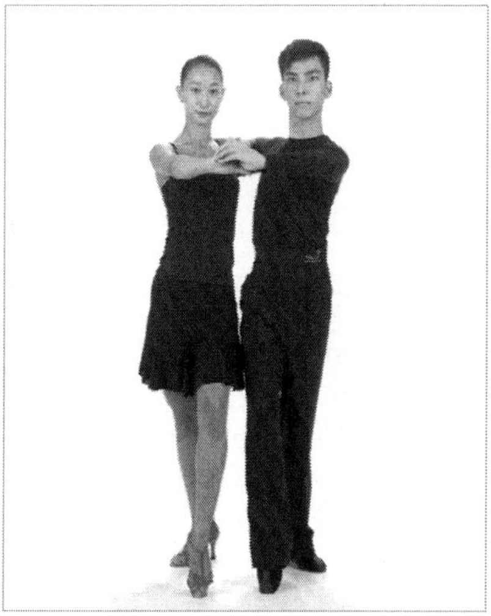

폴어웨이 포지션

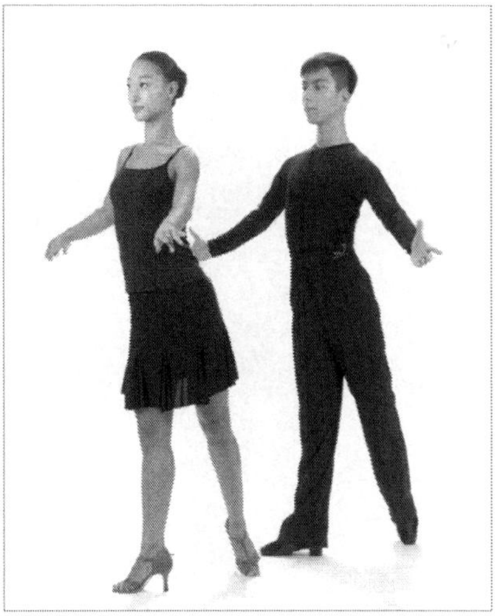

텐덤 포지션
(여자가 남자의 앞에)

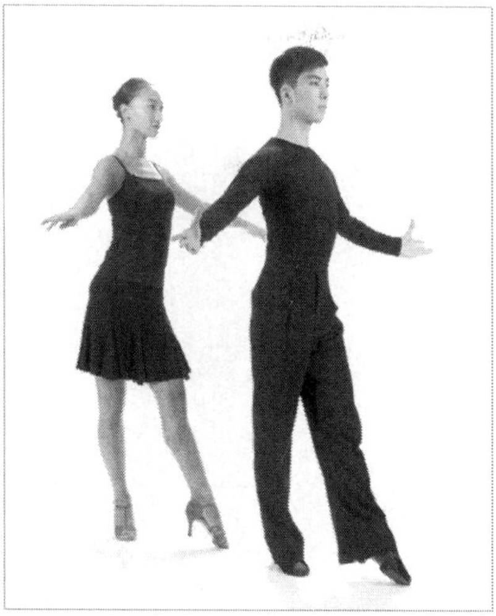

텐덤 포지션
(여자가 남자의 뒤에)

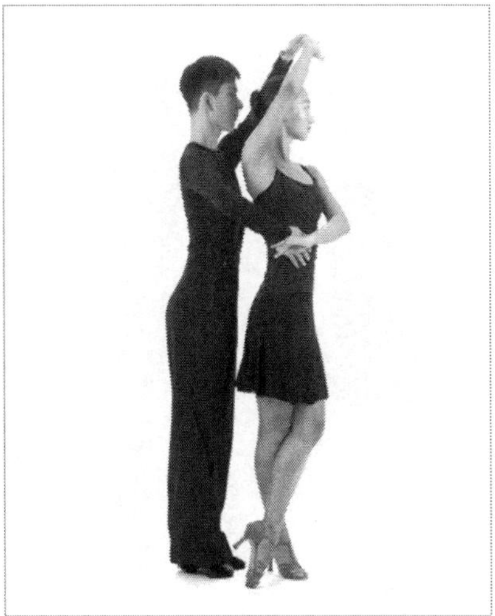

스파이럴 턴
(여자가 스파이럴 턴이 끝난 형태)

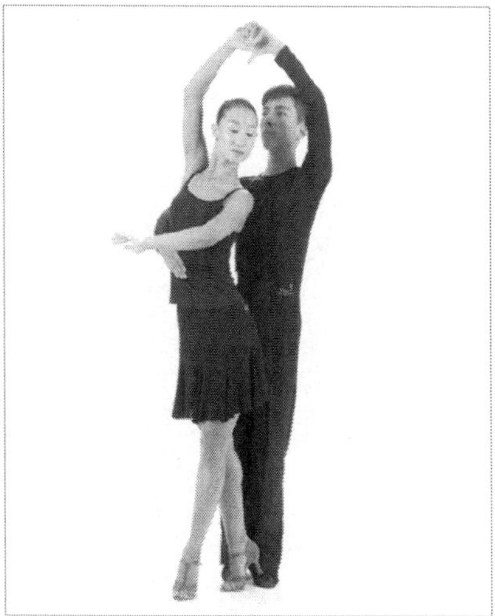

스파이럴 턴
(정면에서 바라본 모습)

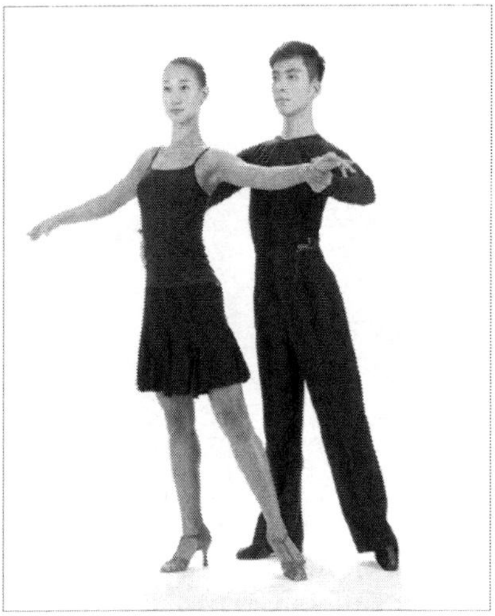

라이트 섀도 포지션
(홀드 No.1)

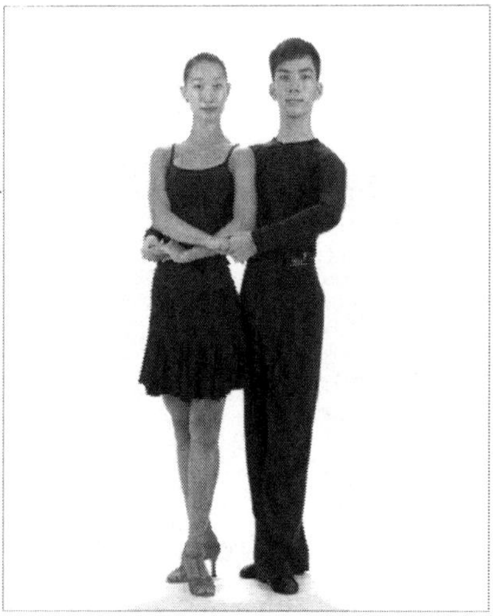

라이트 섀도 포지션
(홀드 No.2)

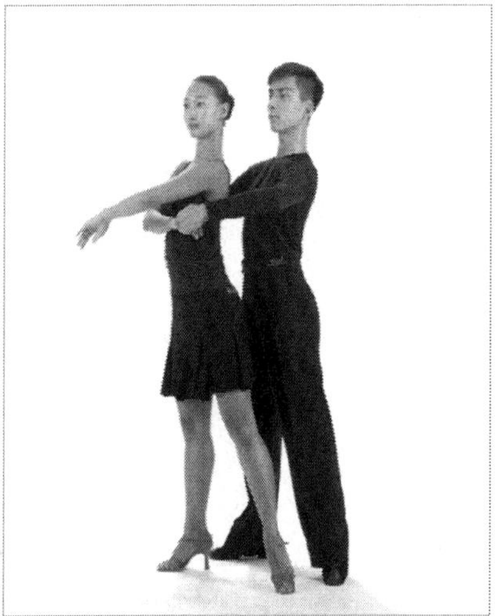

라이트 섀도 포지션
(홀드 No.3)

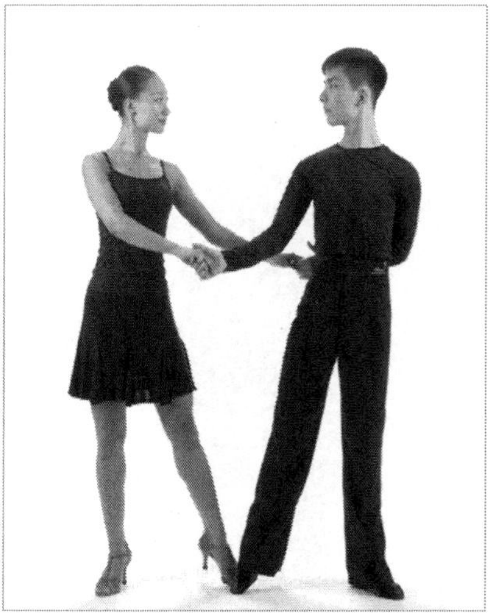

라이트 섀도 포지션
(남자가 앞)

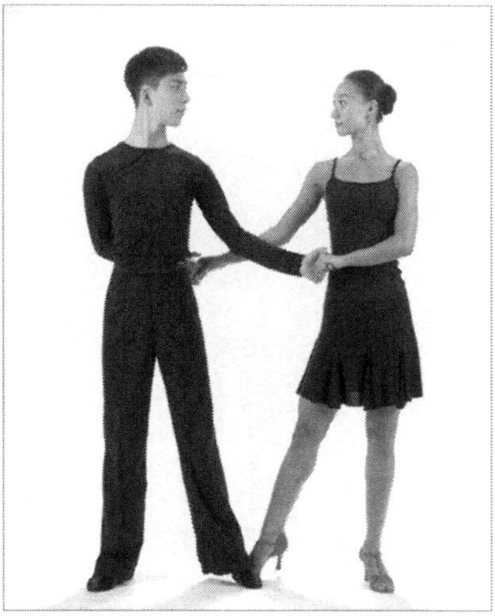

레프트 섀도 포지션
(남자가 앞)

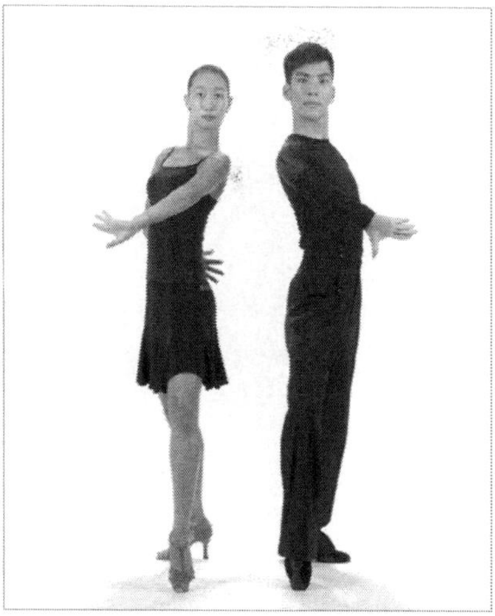

인버티드 프롬나드 포지션

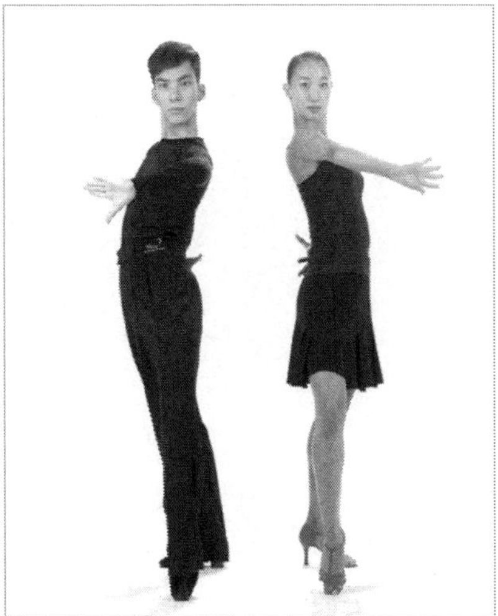

인버티드 카운터
프롬나드 포지션

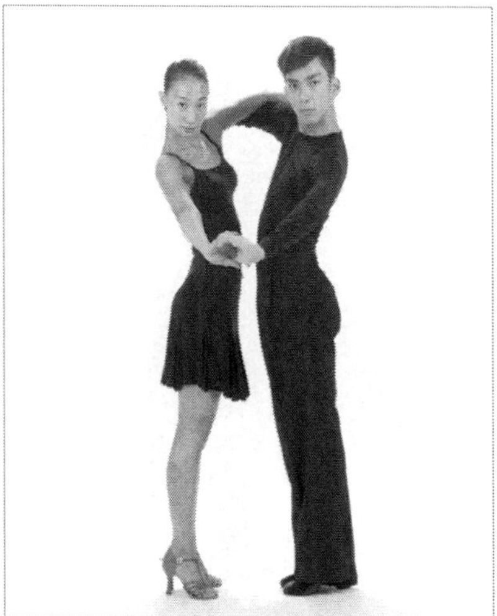

프롬나드 셰이프

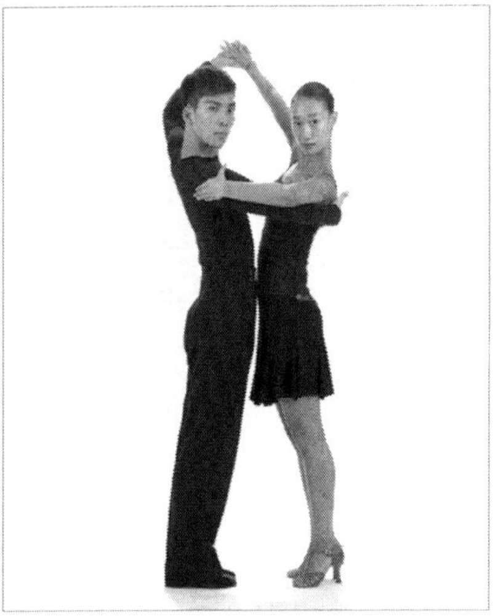

카운터 프롬나드 셰이프

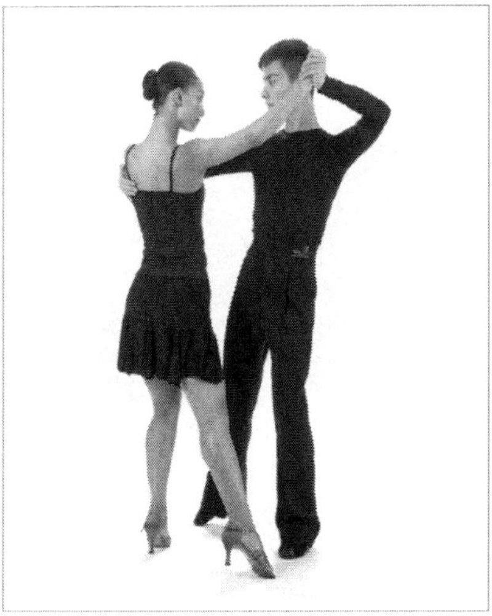

라이트 콘트라 포지션

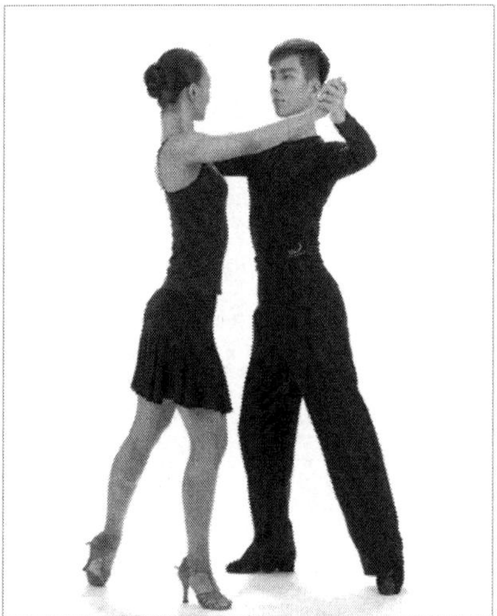

레프트 콘트라 포지션

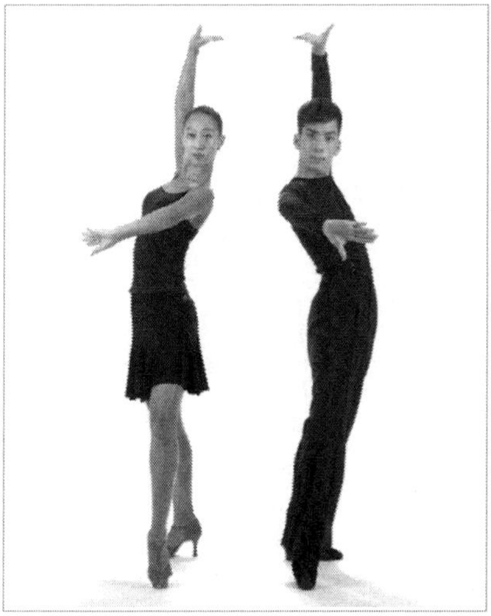

인버티드 프롬나드 포지션
(남녀가 손을 위로 든 상태)

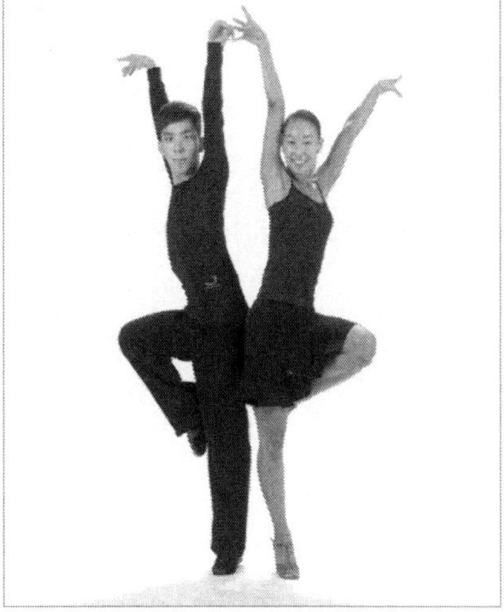

힙 범프

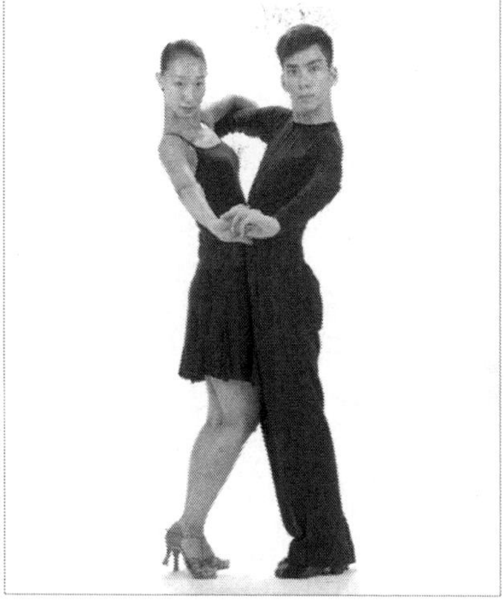

어펠

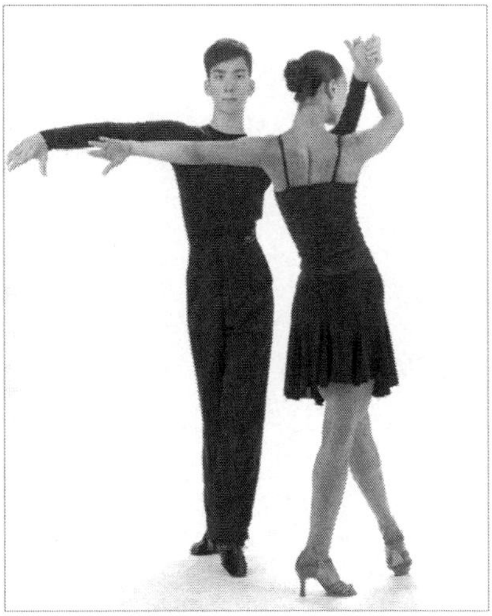

알레마나

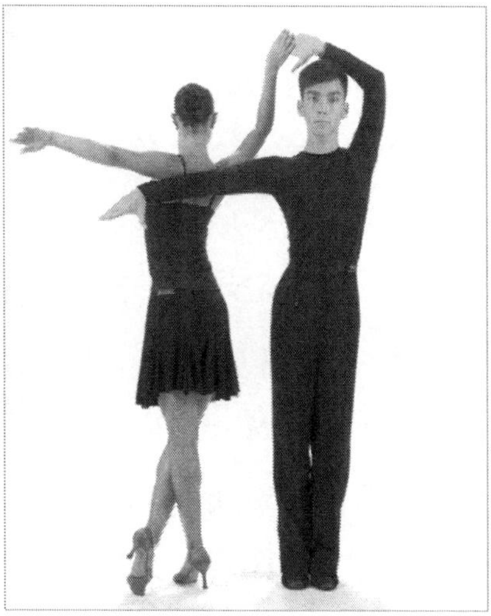

로프 스피닝

참고문헌

공미애(2000). 제3회 댄스스포츠발전 세미나; 댄스스포츠 경기대회와 에티켓 고찰. 한국댄스스포츠연맹.

김재호, 임재숙(2003). 라틴댄스배우기. 넥서스 Books.

박 효(1997). 볼룸댄스용어. 한국댄스스포츠연합회.

알레스 김(2002). 댄스스포츠 테크닉. 이신디자인.

유우봉(2000). 댄스스포츠의 이론과 실제. 무도원.

Elizabeth Romain(2003). Question & Answers. 김재호 역(2006). 정음미디어.

Ruud Verney(1994). 라틴아메리카 댄싱. 서한교 역(2006). 대한미디어.

Hans Laxholm(2002). 춤을 추시겠습니까, 김도석, 박명숙 역(2005). 대한미디어.

Victorsilver Star(1993). Modern Ballroom Dance. 김두련, 한선숙 역(2001). 금광.

Walter Laird(1994). Ballroom Dance. 이순원, 박영택 역(1999). 금광.

JBDF ボルールルームダンステクニック(2000).

JBDF ボルールルームダンス用語集(2004).

JBDF インストラクターテキスト　ブック(2000).

JBDF ボルールルームダンス 指導教本(2000).

JBDF Dance Mylife(34, 35, 41, 42, 43, 44, ……).

吉田典昭(2005). 用語大全. 白夜書房.

長井博平(2004). ダンステクニック, モタン出版.

竹材孝(2004). ダンス基本. 日東書院.

竹材孝(2004). ダンス レッスン. 日東書院.

伊藤喜六(2002). 社交ダンス. 成基美本出版社.

松材有(2001). ダンスダンダンス. NHK.

西材交哉(1998). ダンス踊りませかい大泉書店.

ダンスマガジン編(1999). 社交ダンスへの招待. 新書館.

ISTD The Ballroom Technique(1998).

ISTD Latin American Rumba(2000).

ISTD Latin American ChaChaCha.

ISTD Latin American Samha.

ISTD Latin American Jive.

ISTD Latin American PasoDoble.

Walter Laird(1988). Technique of Latin Dancing.

Guy Howard(1987). Technique of Ballroom Dancing.

IDTA. Brighton.

한글 용어 찾아보기

ㄱ

가보트 13
갤로프 13
그랜드서클 13

ㄴ

내추럴 14
내추럴 스핀 턴 14
내추럴 오프닝 아웃 무브먼트 14
내추럴 탑 15
내추럴 트위스트 턴 15
내추럴 폴로웨이 14
내추럴 피겨 14
내추럴 피벗 턴 15
내추럴 헤어 핀 15
내추럴 호버 텔레마크 15
네임드 베리에이션 16
넥 렙 16
노 풋 라이즈 16
노멀 바운스 액션 16
노멀 홀드 16
노비스 17
논 시퀀스 댄스 17
뉴 엘오디 17
뉴욕 17
니 드롭 18

ㄷ

다운 19
다운 비트 19
다이아고널 19
단존 19
댄스뮤직 19
더블 사이드 스텝 20
더블 에로스라인 176
더블 홀드 20
데몬 스트레이션 20
드래그 20
드롭 20
드롭 오버스웨이 22, 180
드롭 킥 21, 181
디렉션 21
디벨로프 21, 181
디플라스망 22
디플레이드 워크 22

ㄹ

라이센시에이트 23
라이즈 앤드 폴 23
라이트 사이드 포지션 23, 186
라이트 섀도 포지션 188
라이트 에로스라인 176
라이트 콘트라 포지션 190
라인 오브 댄스 23
라틴 아메리칸 댄스 24
라틴 크로스 24
락 24
락 액션 24
래터럴 25
래터럴 무브먼트 25
러닝 라이트 턴 25
러닝 위브 25
러닝 윙 26
러닝 피니시 26
런지 26, 178
런지 포인트 26, 179
레프트 사이드 포지션 27, 186
레프트 섀도 포지션 27, 189
레프트 에로스라인 176
레프트 콘트라 포지션 28, 190
로워 28
로터리 무브먼트 29
로테이션 힙 무브먼트 29
로프 스피닝 28, 191
록 29
록 액션 29
론데 30
론데 샤세 30
롤링 30
루돌프 폴어웨이 30, 181
루틴 31
룸바 31
룸바 크로스 31
리드 32
리드 앤 폴로 32
리드믹 인터프리테이션 32
리듬 32
리듬 익스프레이션 33
리버스 33
리버스 롤 33
리버스 위브 33
리버스 코르테 33
리버스 피벗 34
리프트 34
리플 34
s리플레이스 118
링크 34

ㅁ

마라카스 35
마주르카 35
마크타임 35
맘보 35
매너 36
메들리 38

메렝게 38
메이폴 39
메트로놈 39
멜로디 39
멤버 39
모던 40
모던 재즈 40
무브먼트 40
무빙 댄스 40
무빙 풋 40
무치 41
미뉴에트 41
믹서 댄스 42
밀롱가 41

ㅂ

바 43
바운싱 43
반도네온 43
배럴 롤 44
백 록 44
백 윙 45
백 코르테 45
백 코르테 첵 45
백 투 백 포지션 45
백 페더 45
백 휘스크 46
백워드 44
백워드 워크 44
백킹 45
밴더릴러스 46
밸런스 46
베리에이션 46
베이식 리듬 47
베이식 스텝 47
베이식 피겨 47
벨리 댄스 47
벽사 48
보디 라이즈 43
보디 라인 43
보타포고스 48
보타포고스 앤드 볼타스 48
본 쉘 48, 177
볼 49
볼 체인지 액션 49
볼레로 49
볼룸 49
볼타 49
볼플랫 50
부기우기 50
브러시 50
브러시 스텝 51
브레이크 51
브로큰 스웨이 51
블랙 풀 댄스 페스티벌 51
블루스 51
비걸 52
비엔나 왈츠 52
비주얼 리드 52
비트 53
비트 벨류 53

비트 스피릿 53

ㅅ

사이드 리딩 54
사이드 바이 사이드 54
사이드 샤세 54
사이드 스웨이 54
살사 55
살사 댄스 55
살세라 55
살세로 55
삼바 56
삼바 바운스 56
삼바 워크 56
샤세 롤 57
샤세 턴 57
서포팅 풋 57
서플레이즈 57
세임 풋 57
세임 풋 론데 58
세틀링 58
세틀링 힙 무브먼트 58
세퍼레이션 58
센트럴 밸런스 58
셈 풋 런지 179
셔러그 58
셰이크 핸드 홀드 59
셰이프 59
셰이핑 59
셰이핑 리드 59
소셜 댄스 59
솔로 스팟 볼타 60
숄더 리딩 60
스로웨이 오버스웨이 180
스리 차차 60
스우프 61
스웨이 61
스위블 61
스위치 61
스윙 62
스윙 댄스 62
스쿠프 62
스퀘어 62
스킵 63
스타카토 63
스탠다드 64
스탠다드 피겨 64
스탠딩 레그 64
스탠딩 스핀 64
스탠스 65
스테이셔너리 피벗 65
스텝 65
스토킹 워크 65
스톱 엔 고 63
스파이럴 65
스파이럴 턴 66, 187
스팟 턴 66
스패니시 드래그 66
스패니시 라인 66
스프릿 67
스프링 67

스핀 67
스핀 앤드 트위스트 67
스핀 엔딩 68
스핀 턴 68
슬라이드 68
슬라이딩 도어 68
슬로우 68
슬립 백 68
슬립 샤세 69
슬립 피벗 69
시저스 69
시퀀스 댄스 69
식스틴 70
실라버스 70
심플링크 71
싱코페이션 71

ㅇ

아르헨티나 탱고 72
아말가메이션 72
아메리칸 스윙 72
아메리칸 스핀 72
아웃사이드 스위블 73
아웃사이드 스핀 73
아웃사이드 에지 73
아웃사이드 오브 턴 74
아웃사이드 파트너 73
아이 디 티 에이 74
아이 시 비 디 74
아이 에스 티 디 74
아이 콘택트 75
아이다 74
아크로바틱 75
악센트 75
알레마나 75, 191
애드립 76
앤드 76
어드밴스드 76
어마운트 오브 턴 76
어소시에이트 78
어크로스 78
어파트 포지션 78
어퍼짓 라인 177
어펠 78, 191
언더 턴 79
얼라인먼트 79
얼터네이티브 80
업 80
에로스 라인 81
에카르트 81
에티켓 81
엑스 라인 82, 176
엔딩 83
엔트리 83
엘레베이션 83
엘오디 83
오버 스웨이 84, 179
오버 턴 84
오초 84
오퍼지션 84
오픈 샤세 85

오픈 임피더스 86
오픈 카운터 프롬나드 포지션 85, 185
오픈 턴 86
오픈 텔레마크 86
오픈 페이싱 포지션 86
오픈 포지션 87, 184
오픈 프롬나드 포지션 185
오픈 피니시 87
오픈 힙 트위스트 87
오픈카운터 프롬나드 포지션 86
오픈피겨 86
오피 87
와이핑 피트 워크 87
왈츠 88
우드 페커 88, 180
웨이브 89
위브 89
윈드밀 89
웝 89
윙 90, 180
익스프레션 90
인 프론트 92
인버티드 카운터 프롬나드 포지션 91, 189
인버티드 프롬나드 포지션 90, 189, 190
인사이드 에지 91
인스텝 91
인터내셔널 탱고 92
임피터스 92

ㅈ

자이브 93
자이브 샤세 93
재즈 댄스 94
저지 94
저지먼트 94
제너럴 95
제테 95
주니어 95
주부나일 95

ㅊ

차차차 96
차차차 샤세 96
차트 97
체어 97, 179
체이스 97
체인 오브 턴 98
체인지 98
체인지 오브 플레이스 라이트 투 레프트 98
체인지 오브 핸드 비하인드 백 98
첵 98
첵 페더 99
쳐킹 99

ㅋ

카운터 프롬나드 셰이프 190
카운터 프롬나드 포지션 100, 185
카운트 100
커넥션 101
커들 포지션 101
커리어그라피 101
컨트러리 보디 무브먼트 102
컨트러리 보디 무브먼트 포지션 102
컨트러리 프롬나드 포지션 103
컨트리 댄스 103
케프 103
코르타 자카 104
코르테 104
코리아그랩 104
콘택트 104
콘택트 포지션 183
콘트라 첵 105, 177
콘트라 포인트 105, 178
콘트라 프롬나드 포지션 105
콘트라 플릭 105
콘티뉴어스 106
콘티뉴어스 윙 106
콘티뉴어스 힙 트위스트 106
콤팩트 샤세 106
쿠카라차 106
쿼터 비트 107
퀵 107
퀵스텝 107
큐반 락 108
큐반 룸바 108
큐반 크로스 108
크리스 크로스 108
클럽 댄스 108
클로즈 스파이럴 110
클로즈드 109
클로즈드 윙 109
클로즈드 임피터스 109
클로즈드 체인지 109
클로즈드 턴 110
클로즈드 텔레마크 110
클로즈드 포지션 110, 174, 183
클로즈드 피니시 110
클로즈드 힙 트위스트 110

ㅌ

타이밍 111
타임 밸류 112
타임 스텝 111
타임 시그니처 112
타임 테이블 112
탭 113
탭댄스 113
탱고 113
탱고 포지션 앤드 홀드 114
탱고 프롬나드 포지션 175
탱고홀드 175
턴 아웃 114
턴 인 114

텀블 턴 114
텐덤 포지션 115, 187
텐션 115
텔레마크 115
텔레스핀 116
템포 116
토 116
토 턴드 아웃 116
토 턴드 인 116
토 피벗 117
톤 117
톱 117
투워드 117
트래블링 117
트랜스퍼 118
트위스트 118
트위스트 댄스 118
트위스트 샤세 119
트위스트 턴 119
트위스트 힙 무브먼트 119
트위스팅 119
트윙클 119
티플 120
티플 샤세 120
팁시 120

ㅍ

파소 도블레 121
파소 도블레 샤세 121
파트 웨이트 122
파트너 아웃사이드 122
파트너 인 라인 122
팔로우 122
팔로우 스텝 122
팬 122
팬 포지션 123, 186
펑키 123
펜듈럼 스윙 124
펜듈럼 액션 123
펜싱 라인 124
펠로 124
포 스텝 124
포워드 락 124
포워드 체인지 126
포이즈 125
포인트 126
포인팅 126
포지션 오브 피트 125
포퓰러 베리에이션 126
폭스트롯 126
폴리 리듬 127
폴어웨이 127
폴어웨이 스로웨이 127
폴어웨이 포지션 127, 175, 186
폴카 127
폴카 바운스 128
폴카 포인트 128
풀 스텝 128
풋 라이즈 128
풋 워크 129
풋 체인지 130

풋 포지션 130
풋 플랫 131
프레슈어 131
프레스 라인 132
프레스드 백워드 워크 132
프레스드 포워드 워크 132
프레이징 131
프로그레시브 131
프롬나드 131
프롬나드 셰이프 189
프롬나드 포지션 131, 185
프롬나드 포지션 PP 174
프리 댄스 132
플라멩코 133
플라멩코 탭스 133
플렉스 134
플렉컬 133
플로어 크래프트 134
플릭 134
플릭 볼 체인지 134
플릭커 134
피겨 134
피벗 135
피벗 턴 135
피벗팅 액션 135
피시테일 135
피피 135

ㅎ

하키스틱 136
하프 비트 136
하프 샤세 136
핸드 쉐이크 홀드 136
핸드 스핀 136
핸드 투 핸드 137
허슬 137
헤드 플릭 137
헤어 핀 137
헤지테이션 138
호버 138
호버 코르테 138
호스 앤 카 138
홉 139
휘스크 142, 181
휴잇 139
힌지 139, 177
힐 139
힐 리드 139
힐 바운스 140
힐 턴 140
힐 풀 140
힐 피벗 140
힙 무브먼트 140
힙 범프 141, 191
힙합 141

영문 용어 찾아보기

A

Accent 75
Acrobatic 75
Across 78
Adlib 76
Advanced 76
Aida 74
Alemana 75
Alignment 79
Alternative 80
Amalgamation 72
American Spin 72
American Swing 72
Amount of Turn 76
And 76
Apart Position 78
Appel 78
Argentina Tango 72
Associate 78

B

B-girl 52
Back Corte 45
Back Corte' Check 45
Back Feather 45
Back Lock 44
Back to Back Position 45
Back Whisk 46
Backing 45
Backward 44
Backward Walk 44
Backwing 45
Baet Value 53
Balance 46
Ball 49
Ball Change Action 49
Ballflat 50
Ballroom 49
Banderillas 46
Bandoneon 43
Bar 43
Barrel Roll 44
Basic Figure 47
Basic Rhythm 47
Basic Step 47
Beat 53
Beat Sprit 53
Belly Dance 47

Black Pool Dance Festival 51
Blues 51
Body Line 43
Body Rise 43
Bolero 49
Boogie Woogie 50
Born Shell 48
Botafogos 48
Botafogos and Voltas 48
Bouncing 43
Break 51
Broken Sway 51
Brush 50
Brush Step 51

C

Cape 103
Central Balance 58
Cha Cha Cha 96
Cha Cha Cha Chasse 96
Chain of Turn 98
Chair 97
Change 98
Change of Hand Behind Back 98
Change of Place Right to Left 98
Chart 97
Chase 97
Chasse Roll 57
Chasse Turn 57
Check 98
Check Feather 99
Choreogruphy 101, 104
Chugging 99
Close Spiral 110
Closed 109
Closed Change 109
Closed Finish 110
Closed Hip Twist 110
Closed Impetus 109
Closed Position 110
Closed Telemark 110
Closed Turn 110
Closed Wing 109
Club Dance 108
Compact Chasse 106
Connection 101
Contact 104
Contimuous 106
Continuous Hip Twist 106
Continuous Wing 106
Contra Check 105
Contra flick 105
Contra Point 105
Contrary Body Movement 102
Contrary Body Movement Position 102
Contrary Promenade Position 103, 105
Corta Jaca 104
Corte 104
Count 100

Counter Promenade Position 100
Country Dance 103
Crisscross 108
Cuban Cross 108
Cuban Rock 108
Cuban Rumba 108
Cucarachas 106
Cuddle Position 101

D

Dance Music 19
Danzon 19
Demon stration 20
Deplacement 22
Deplayed Walk 22
Develop 21
Diagonal 19
Direction 21
Double Hold 20
Double Side Step 20
Down 19
Down Beat 19
Drag 20
Drop 20
Drop Kick 21
Drop Oversway 22
DW 48

E

Ecart 81
Elevation 83
Ending 83
Entry 83
Eros Line 81
Etiquette 81
Expression 90
Eye Contact 75

F

Fallaway 127
Fallaway Position 127
Fallaway Throway 127
Fan 122
Fan Position 123
Fellow 124
Fencing Line 124
Figure 134
Fishtail 135
Flamenco 133
Flamenco Taps 133
Fleckerl 133
Flex 134
Flick 134
Flick Ball Change 134
Flicker 134

Floor Craft 134
Follow 122
Follow Step 122
Foot Change 130
Foot Flat 131
Foot Position 130
Foot Rise 128
Foot Walk 129
Forward Change 126
Four Step 124
Foward Lock 124
Foxtrot 126
Free Dance 132
Funky 123

G

Gallop 13
Gavot 13
General 95
Grand Circle 13

H

Hair Pin 137
Half Beat 136
Half Chasse 136
Hand Shake Hold 136
Hand Spin 136
Hand to Hand 137
Head Flick 137
Heel 139
Heel Bounce 140
Heel Lead 139
Heel Pivot 140
Heel Pull 140
Heel Turn 140
Hesitation 138
Hinge 139
Hip Bump 141
Hip Hop 141
Hip Movement 140
Hockey Stick 136
Hop 139
Horse and Cart 138
Hover 138
Hover Corte 138
Huit 139
Hustle 137

I

ICBD 74
IDTA 74
Impetus 92
In Front 92
Inside Edge 91
Instep 91

International Tango 92
Inverted Counter Promenade Position 91
Inverted Promenade Position 90
ISTD 74

J

Jazz Dance 94
Jive 93
Jive Chasse 93
Judge 94
Judgement 94
Junior 95
Juvenile 95
Jètè 95

K, L

Knee Drop 18
Lateral 25
Lateral Movement 25
Latin American Dance 24
Latin Cross 24
Lead 32
Lead and Follow 32
Left Contra Position 28
Left Shadow Position 27
Left Side Position 27
Licentiate 23
Lift 34
Line of Dance 23
Link 34
Lock 29
LOD 83
Lower 28
Lunge 26
Lunge Point 26

M

Mambo 35
Manner 36
Maracus 35
Marengue 38
Mark Time 35
Maypole 39
Mazurka 35
Medley 38
Melody 39
Member 39
Metronome 39
Milonga 41
Minuet 41
Mixer Dance 42
Modern 40
Modern Jazz 40
Mooch 41

Movement 40
Moving Dance 40
Moving Foot 40

N

Named Variation 16
Natural 14
Natural Fallaway 14
Natural Figure 14
Natural Hair pin 15
Natural Hover Telemark 15
Natural Opening Out Movement 14
Natural Pivot Turn 15
Natural Spin Turn 14
Natural Top 15
Natural twist Turn 15
Neck Wrap 16
New L.O.D 17
New York 17
No Foot Rise 16
Non Squence Dance 17
Nonice 17
Normal Bounce Action 16
Normal Hold 16

O

Ocho 84
OP 87
Open Chasse 85
Open Counter Promenade Position 85, 86
Open Facing Position 86
Open Figure 86
Open Finish 87
Open Hip Twist 87
Open Impetus 86
Open Position 87
Open Telemark 86
Open Turn 86
Oppsition 84
Outside Edge 73
Outside of turn 74
Outside partner 73
Outside Spin 73
Outside Swivel 73
Over Sway 84
Over Turn 84

P

Part Weight 122
Partner in Line 122
Partner Outside 122

Paso Doble 121
Paso Doble Chasse 121
Pendulum Action 123
Pendulum Swing 124
Phrasing 131
Pivot 135
Pivot Turn 135
Pivoting Action 135
Point 126
Pointing 126
Poise 125
Polka 127
Polka Bounce 128
Polka Point 128
Poly Rhythm 127
Popular Variation 126
Position of Feet 125
PP 135, 174
Press Line 132
Pressed Backward Walk 132
Pressed Forward Walk 132
Pressure 131
Progressive 131
Promenade 131
Promenade Position 131
Pull Step 128

Q

Quarter Beats 107
Quick 107
Quick Step 107

R

Reverse 33
Reverse Corte 33
Reverse Pivot 34
Reverse Roll 33
Reverse Weave 33
Rhythm 32
Rhythm Expression 33
Rhythmic Interpretation 32
Right Side Position 23
Ripple 34
Rise and Fall 23
Rock 24
Rock Action 24, 29
Rolling 30
Ronde 30
Ronde Chasse 30
Rope spinning 28
Rotary Movement 29
Rotation Hip Movement 29
Routine 31
Rudolf Fallaway 30
Rumba 31
Rumba Cross 31
Running Finish 26
Running Right Turn 25

Running Weave 25
Running Wing 26

S

Salsa 55
Salsa Dance 55
Salsera 55
Salsero 55
Samba 56
Samba Bounce 56
Samba Walk 56
Same Foot 57
Same Foot Ronde 58
Scissors 69
Scoop 62
Separation 58
Sequence Dance 69
Settling 58
Settling Hip Movement 58
Shake Hand Hold 59
Shape 59
Shaping 59
Shaping Leads 59
Shoulder Leading 60
Shrug 58
Side by Side 54
Side Chasse 54
Side Leading 54
Side Sway 54
Simple Link 71
Sixteen 70
Skip 63
Slide 68
Sliding Door 68
Slip Back 68
Slip Chasse 69
Slip Pivot 69
Slow 68
Social Dnace 59
Solo Spot Voltas 60
Spanish Drag 66
Spanish Line 66
Spin 67
Spin and Twist 67
Spin Ending 68
Spin Turn 68
Spiral 65
Spiral Turn 66
Spot Turn 66
Spring 67
Sprit 67
Square 62
Staccato 63
Stalking Walk 65
Stance 65
Standard 64
Standard Figure 64
Standing Leg 64
Standing Spin 64
Stationary Pivot 65
Step 65

Stop and Go 63
Supporting Foot 57
Surplace 57
Sway 61
Swing 62
Swing Dnace 62
Switch 61
Swivel 61
Swoop 61
Syllabus 70
Syncopation 71

T

Tandem Position 115
Tango 113
Tango Position and Hold 114
Tap 113
Tap Dance 113
Telemark 115
Telespin 116
Tempo 116
Tension 115
Three Cha Cha 60
Time Signature 112
Time Step 111
Time Table 112
Time Value 112
Timing 111
Tipple 120
Tipple Chasse 120
Tipsy 120
Toe 116
Toe Pivot 117
Toe Turnde In 116
Toe Turned Out 116
Tone 117
Top 117
Toward 117
Transfer or Replace 118
Travelling 117
Tumble Turn 114
Turn In 114
Turn Out 114
Twinkle 119
Twist 118
Twist Chasse 119
Twist Dance 118
Twist Hip Movement 119
Twist Trun 119
Twisting 119

U, V

Under Turn 79
UP 80
Variation 46
Viennese Waltz 52
Visual Lead 52
Volta 49

W, X

Waltz 88
Wave 89
Weave 89
Whip 89
Whisk 142
Windmill 89
Wing 90
Wiping Feet Walk 87
Wood Pecker 88
XLine 82

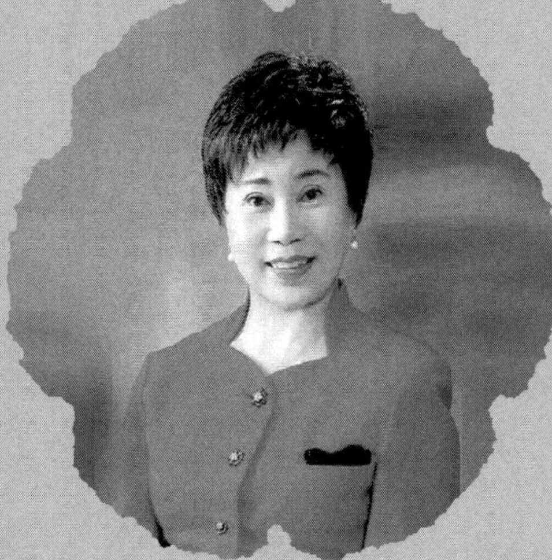

김두련(金斗連)

서울교육대학교 교수
명지대학교 대학원 이학박사
대한댄스스포츠 경기연맹 부회장
한국초등무용학회 회장
(재) 대한 라인댄스 연합회 회장

자격 대한댄스스포츠 경기연맹 2급 심판위원
대한댄스스포츠 경기연맹 1급 트레이너 자격(스탠다드)
대한댄스스포츠 경기연맹 1급 트레이너 자격(라틴)
전국국공립평생교육원 댄스스포츠 심사위원

저서 《창작의 세계》, 《교사를 위한 라인댄스》,
《표현무용기본운동》 외 다수

역서 《무용과 교육》, 《자세교정학》, 《댄스클래스》,
《빅터실버스터 댄스스포츠》, 《리듬활동과 무용》 외 다수

국민체육진흥공단에 의한 《라인체조》 개발

모·델·프·로·필

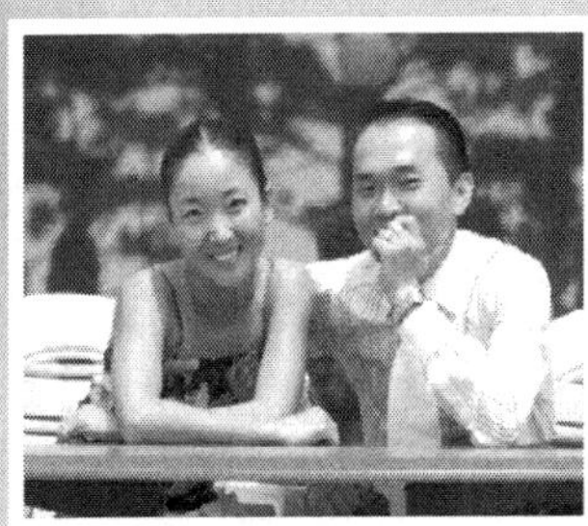

정명숙&백문종

현재 댄스스포츠 국가대표 선수 양성 및 프로선수 코치 및
서울 라루체 댄스스포츠 아카데미 원장
2004년 2월 이태리 basano open 프로페셔널 스탠다드 부문 4위
2005년 4월 ~ 2007년 7월 이태리 장기 유학
2009년 5월 제6회 회장배 프로스탠다드 부문 1위

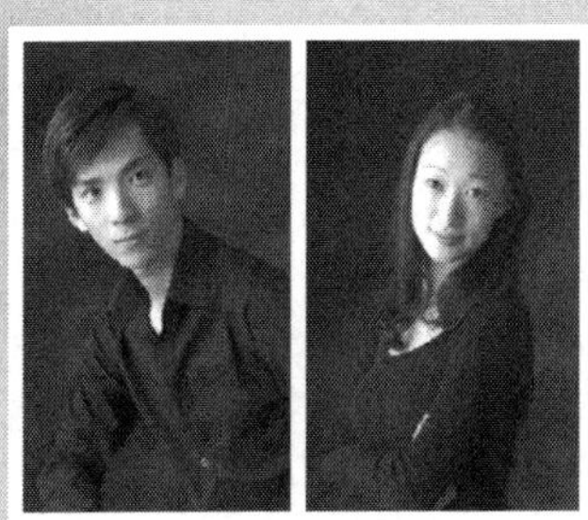

장세진
한국체육대학교 재학 중

이해인
한양대학교 재학 중

2010 광저우 아시안게임 삼바 은메달
2010 광저우 아시안게임 파소도블 은메달 획득
2010~2011 댄스스포츠 국가대표

댄스스포츠 용어사전

초판 인쇄 2025년 5월 17일
초판 발행 2025년 5월 25일

저자 김두련
펴낸이 김태헌
펴낸곳 토담출판사

주소 경기도 고양시 일산서구 대산로 53
출판등록 2021년 9월 23일 제2021-000179호
전화 031-911-3416
팩스 031-911-3417

댄스스포츠 용어사전